8195
3

Fabio Schäfer

HYPED! BOCK! ANGRIFF!

Fabio Schäfer

HYPED! BOCK! ANGRIFF!

Überwinde deine
Ängste und stürz
dich ins Abenteuer

Das
Survival-Mindset
des 7 vs. Wild-
Teilnehmers

riva

Bibliografische Information der Deutschen Nationalbibliothek
Die Deutsche Nationalbibliothek verzeichnet diese Publikation in der Deutschen Nationalbibliografie. Detaillierte bibliografische Daten sind im Internet über http://dnb.d-nb.de abrufbar.

Für Fragen und Anregungen
info@rivaverlag.de

Wichtiger Hinweis
Ausschließlich zum Zweck der besseren Lesbarkeit wurde auf eine genderspezifische Schreibweise sowie eine Mehrfachbezeichnung verzichtet. Alle personenbezogenen Bezeichnungen sind somit geschlechtsneutral zu verstehen.

Originalausgabe
1. Auflage 2023

Türkenstraße 89
80799 München
Tel.: 089 651285-0
Fax: 089 652096

Redaktion: Friederike Moldenhauer
Umschlaggestaltung: Sonja Vallant
Umschlagabbildung: Jannik Hammes
Satz: abavo GmbH, Buchloe
Druck: CPI books GmbH, Leck
Printed in the EU

ISBN Print 978-3-7423-2286-9
ISBN E-Book (PDF) 978-3-7453-2080-0
ISBN E-Book (EPUB, Mobi) 978-3-7453-2081-7

Inhalt

Mein Hirngulasch

Hyped! Bock! Angriff!

Ich werde oft gefragt, wie ich auf das Motto »Hyped! Bock! Angriff!« gekommen bin, das mich seit drei Jahren begleitet. Ehrlich gesagt: Ich weiß es nicht. Es steckte kein Plan oder eine Strategie dahinter. Es waren einfach die ersten drei Worte, die mir einfielen, als ich 2021 als Teilnehmer der 1. Staffel von *7 vs. Wild* halbnackt nach dem Aussetzen an meinem Spot aus dem eiskalten Wasser stieg. Ich war »hyped«, weil ich mit dieser ganzen Survivalsache einer besonderen Herausforderung gegenüberstand, von der ich nicht wusste, wie sie mich fordert und wohin sie mich mental und psychisch führen wird. Ich hatte »Bock«, weil ich mich wirklich freute, dass es endlich losging, und ich sicher war, dass ich in den kommenden Tagen eine Menge lernen würde. Und ich musste dringend auf »Angriff« schalten. Denn erstens war ich komplett nass und mir war fürchterlich kalt und zweitens hatte ich ja nur zwei statt der möglichen sieben Gegenstände mit nach Schweden mitgenommen – Messer und Feuerstahl.

Ich weiß nicht, wie andere auf die Aussicht reagieren, nur mit Messer und Feuerstahl ohne Kontakt mit Menschen sieben Tage lang zu überleben. Aber ich war in dem Moment hyped, hatte Bock und wollte angreifen. Also haute ich den Spruch raus. Ich habe diese drei Worte in dem Moment einfach gefühlt. Ich habe erst später festgestellt, dass ich mit diesem Dreisatz bei den Zuschauern offensichtlich einen Nerv getroffen hatte, und ihn dann auch als Marke angemeldet. Er wird unter fast jedem *7 vs. Wild*-Video gepostet. Die Leute haben den Satz einfach gefeiert. Ich hatte weder geplant, dass dieser Spruch einmal mein Motto werden sollte oder dass nun auch mein Buch so heißt.

Warum ich diese Geschichte erzähle? Weil sie sehr gut illustriert, wie die Dinge in meinen Leben laufen. Oft ergeben sie sich. Sie fügen sich. Allerdings nicht ohne Grund. »Hyped! Bock! Angriff!« ist eben nicht nur irgendein Spruch. Dieses Motto passt einfach zu mir. Ich bin immer hyped, egal, was ich tue. Alles, was ich unternehme, mache ich mit Leidenschaft. Ich muss Bock auf die Sachen haben, die ich tue. Sonst funktioniert es für mich nicht. Und ich bin immer auf Angriff, weil ich keine halben Sachen mache und immer versuche, mein Bestes zu geben. Genau diese Einstellung hat mich dorthin geführt, wo ich jetzt bin. Ich hätte nie gedacht, dass ausgerechnet ich, der in der Schule so einigermaßen durchkam und meistens unterschätzt wurde, einmal andere Menschen inspiriere, mehr aus sich zu machen. Ihr Leben in die Hand zu nehmen und sich Dinge zu trauen. Oder eben ihr Scheitern zu verarbeiten. Denn mein

»Hyped! Bock! Angriff!« schützt weder mich noch andere automatisch vor Rückschlägen.

Dieses Buch ist daher auch keine Biografie. Warum sollte ich mit gerade mal 36 Jahren meine Lebensgeschichte aufschreiben? Ich denke und hoffe, dass ich den Großteil meines Lebens noch vor mir habe. Ich sage das allerdings in dem Wissen, dass sich niemand von uns seiner Lebenszeit sicher sein kann. Und ich weiß, wovon ich hier spreche. Ich bin bereits in Situationen gewesen, in denen ich dem Tod ins Auge geblickt habe, in denen ich überzeugt war, dass ich jetzt sterben werde. Aber gerade weil niemand von uns weiß, wie viel Zeit er erleben darf, sollte jeder versuchen, das Maximum aus seinem Leben herauszuholen und die Dinge, die einem wirklich wichtig sind, nicht auf die lange Bank schieben.

Ich möchte euch in diesem Buch daher nicht einfach nur meine Geschichte erzählen, sondern euch das Mindset näherbringen, das meine Persönlichkeit ausmacht. Dabei ist es mir wichtig festzuhalten, dass ich nicht furchtlos auf die Welt gekommen bin. Ich kenne die Ängste, die viele von uns haben, wenn es um Träume oder Chancen geht. Ich habe sie selbst gefühlt. Sie haben mich auch gelähmt. Früher und heute wieder. Das Leben ist nicht nur ein Geschenk, sondern ein Prozess, der jeden von uns immer wieder an neue Herausforderungen heranführt. Wir können davonlaufen oder uns ihnen stellen. Ich möchte mit euch daher über das Machen und über Entscheidungen reden. Oder darüber, welche Beziehung ich zu Kraft habe. Ich möchte erklären, was mich antreibt, wie ich mit Hunger umgehe, mit physischem und psychischem. Ich möchte mit euch über Dankbarkeit und die Liebe reden. Über Abenteuer. Über Verantwortung. Und über Rückschläge.

Keine Sorge, auf den folgenden Seiten werdet ihr auch erfahren, wie ich schon in Schulzeiten mein erstes Business aufgebaut habe und dennoch bis heute – obwohl ich ein Unternehmer geworden bin – noch keinen einzigen Businessplan geschrieben habe. Ich möchte euch mit diesem Buch darin bestärken, dass es sich lohnt, an euch und eure Träume zu glauben. Dass es wichtig ist, nicht immer nur wie alle anderen zu sein. Ich nenne das, was in meinem Kopf herumschwirrt, gerne mein Hirngulasch. Tja, und diese Suppe, die dürft ihr jetzt schön selbst auslöffeln.

Machen

(M)Eine Superkraft

Wäre es nach meiner Mutter gegangen, würde ich jetzt wahrscheinlich an 200 Tagen im Jahr frühmorgens einen Anzug anziehen, in ein Büro fahren, dort acht Stunden vor einem Bildschirm sitzen oder meine Arbeitszeit mit anderen Businessmenschen in Meetings verbringen. Meine Mutter wollte immer, dass es mir gut geht, dass ich glücklich bin. Und ein solches Büroleben war lange ihre Vorstellung von Glück. Das Problem: Meine war es noch nie.

Ich wurde 1986 in Koblenz, der sogenannten Schängel-Stadt, geboren und wuchs in einem Vorort auf. Meine Eltern hatten in Arzheim eine Eigentumswohnung, in der meine Mutter noch heute lebt. Der Ort war umgeben von Feldern und Wäldern. Dort habe ich sehr früh viel Nähe zur Natur erlebt. Als Kind war ich eigentlich immer draußen. Ich bin im Wald herumgerannt und habe Hütten aus Ästen, Blättern und Laub gebaut. Wenn ich nicht im Wald herumtobte, war ich beim Sport. Ich durfte mich als Kind in allen Sportvereinen anmelden, die man sich so vorstellen kann. Damals hatte ich schon mehrmals in der Woche Bock auf Schwimmen, auf Kampfsport, auf Handball und auf Fußball. Ich habe alles mitgenommen, was ging. Wann immer ich die Möglichkeit hatte, etwas auszuprobieren, das mich interessiert hat, habe ich es getan. Sogar zum Gitarrenunterricht bin ich gegangen. Ich wollte unbedingt E-Gitarre spielen. Der Deal mit meinen Eltern war jedoch, dass ich zuvor klassische Gitarre lerne, was ich zähneknirschend tat. Aber ich tat es. Hauptsache machen.

Wir sind als Familie außerdem viel gereist. Mein Vater hat uns oft auf seine Dienstreisen mitgenommen. Ich habe daher früh die USA, viele Länder Europas und viele Städte und Regionen in Deutschland besucht. Wahrscheinlich wurde damals der Grundstein dafür gelegt, dass ich auch heute noch immer gern unterwegs bin, egal ob hierzulande oder in der Welt. Als ich in die Schule kam, wurde mein Freiheits- und Bewegungsdrang jäh eingebremst. Schule war für mich der Horror. Ich hatte immer das Gefühl, dass das, was ich im Leben erreichen möchte oder wo ich hinwill, nicht gefragt ist oder gesehen wird. Entsprechend sahen auch meine Noten aus. Nach der Grundschule, in der es noch ganz ordentlich lief, kam ich auf ein altsprachliches Gymnasium mit Latein ab der 5. Klasse und später auch noch mit Altgriechisch als Fach. Während des Unterrichts ließ mich das Gefühl nicht los, dass wir – die ach so schlauen Gymnasiasten – nach der Schule vollkommen lebensunfähig sein werden. Wir würden eines Tages zwar wunderbar auf Latein und Altgriechisch den einen oder anderen Satz in

Diskussionen einwerfen und dafür anerkennendes Raunen ernten, aber wir würden daran scheitern, mit dem Bus oder der Bahn zu fahren oder sonst irgendwelche alltäglichen Dinge selbstständig zu erledigen. In der Schule wurden uns fast nur Sachen vermittelt, die uns auf das Studium vorbereiten sollten. Mir war das alles zu theoretisch.

Statt herumzusitzen und Formeln und Theorien zu lernen, wollte ich Dinge ausprobieren. Meine Welt war einfach eine andere. Ich wollte machen. In der Grundschule gab es zum Beispiel eine Zeit, in der ich meine Freunde mit der Idee angesteckt hatte, American Football zu spielen. Wir nahmen dafür extra Hosen mit in die Schule, die dreckig werden konnten, damit wir in der Pause richtig um den Ball rangeln konnten. Später, als wir »normalen« Fußball spielten, kickten wir nicht einfach so, sondern bildeten zwei Mannschaften mit eigenen Namen und eigenen Trikots, die ich bemalt hatte. Zu der Zeit habe ich eine eigene Zeitung herausgebracht, die ich für 50 Pfennig verkauft habe. Ich bin damals wirklich von Haus zu Haus gegangen und habe überall geklingelt, um meine Zeitung an die Leute zu verkaufen. Ich habe heute keine Ahnung mehr, was dort überhaupt drinstand, aber damals fand ich das eine clevere Idee. Also setzte ich sie um. Auf dieselbe Weise kam meine »Quellwasser«-Marke zustande. Bei uns im Wald gab es nämlich eine Frischwasser-Quelle. Das Wasser konnte ich doch – so meine Geschäftsidee – in leere Flaschen abfüllen, diese mit einem schön gestalteten Etikett versehen und als »Quellwasser« verkaufen. Tja, und so stand ich dann eben mit meinen hübsch gestalteten Wasserflaschen und mit einem Verkaufsstand an der Straße. Solche praktischen Unternehmungen erfüllten mich, egal ob sie besonders erfolgreich waren oder nicht.

In der Schule wurden dagegen vollkommen anderen Prioritäten gesetzt und andere Eigenschaften gefördert. Ich kam zum Beispiel nicht damit klar, dass das Abschneiden von uns Schülern in einem Lesewettbewerb als wichtiger und wertiger angesehen wurde als etwa die Planung und Umsetzung eines Bikeparks, den eine Handvoll Freunde und ich in unserer Freizeit aus dem Boden gestampft hatten. Klar, in der damaligen Zeit war das Biken auf Trails in Deutschland noch eine absolute Randsportart. Aber die Jungs und ich waren längst vom Bike-Virus infiziert und wollten unsere Leidenschaft so leben, wie wir das bei unseren Vorbildern aus den USA oder Kanada in Bike-Magazinen, auf VHS-Kassetten oder auf DVDs gesehen hatten. Mir persönlich steckte das Radfahren wohl einfach im Blut. Ich kann mich sogar noch an mein erstes Fahrrad erinnern. Es war ein weinrotes Puky-Fahrrad mit Stützrädern. Ich war vier oder fünf Jahre alt, als ich es geschenkt bekam. Ebenfalls in Erinnerung ist mir der Tag geblieben, an dem ich mit meiner Mutter in den Koblenzer Rheinanlagen zum ersten Mal ohne Stützräder gefahren bin. Sie hatte natürlich Angst, dass ich stürzen würde, und hielt mich an meinem Sattel fest. Das Maß ihrer Sorge schlug sich in der Festigkeit ihres Griffes nieder. Sie packte so sehr zu, dass ich gar keine Chance hatte, die Balance zu halten. Das ging so lange, bis ein älterer Mann, der uns zugesehen hatte, zu meiner Mutter meinte: »Lassen Sie das Kind doch ein bisschen schneller fahren, dann schafft es das auch.« Meine Mutter gab nach. Endlich konnte ich richtig treten. Ich fuhr schneller und sicherer. Bis sich ihre Hand schließlich ganz vom Sattel löste und ich zum ersten Mal allein fuhr. Ich spürte schon damals, dass ich und das Fahrradfahren einfach zusammengehören. Es war Liebe auf den ersten Metern.

Die Straße vor unserem Haus war damals noch nicht asphaltiert, sondern aus Schotter. Ich fing bereits im Grundschulalter an, mir dort Holzrampen zu bauen, über die ich dann mit meinem Puky-Fahrrad gesprungen bin. Ich habe damals schon geschaut, wie lang die Bremsspuren sind, die ich mache. Je länger, desto cooler fand ich es. Schon damals spürte ich den Ehrgeiz in mir, immer spektakulärere Spuren in den Schotter zu graben. Es ist witzig zu sehen, dass meine Kinder heute genauso ticken wie ich damals und die alte Bremsspurenliebe ebenfalls nachleben. Jahre später reichten mir die Bremspuren im Schotter nicht mehr aus. Ich wollte größere Rampen und Sprünge fahren, wofür ich halt einen Bikepark brauchte. Und da es den nicht gab, baute ich eben zusammen mit Freunden einen. Hauptsache machen.

Anfang der 2000er-Jahre hatten wir unsere erste legale, offiziell genehmigte Strecke errichtet, nachdem wir zuvor eher wild unterwegs waren und Trails einfach so in den Wald gebaut hatten. Allerdings wurde ausgerechnet unsere legale Strecke eines Tages von jetzt auf gleich wieder abgerissen. Obwohl sie vom Forstamt genehmigt war. Wir hatten zuvor extra mit den zuständigen Stellen aus Politik und Verwaltung ein Waldstück ausgehandelt, in dem wir bauen durften. Ein Konzernchef hatte jedoch in genau diesem Waldstück sein Jagdrevier und hatte sich über uns beschwert. Das Wort eines bundesweit bekannten Familienunternehmers hatte leider deutlich mehr Gewicht als die Bedürfnisse von ein paar fahrradfahrenden Jugendlichen. Wenigstens wurde uns ein neuer Berg versprochen, den wir zwei Jahre später von Politik und Forstamt auch zur Verfügung gestellt bekamen. Also machten wir uns wieder ans Werk, mittlerweile sogar als Teil eines Vereins. Wir mussten Mitglied der TG 1892 Boppard werden, damit alles seine bürokratische Ordnung hatte.

Wir hatten also unseren Bikepark nicht nur geplant und designt und mit eigenen Händen gebaut, sondern währenddessen auch mit der Jägerschaft und mit Politikern gesprochen, um sie von unserem Vorhaben zu überzeugen. Mit anderen Worten: Wir hatten uns gesellschaftlich engagiert. Zum Glück standen wir nicht allein da, sondern hatten auch aufseiten der Verwaltung Hilfe. Vor allem der damalige Oberförster Gerd Loskant hatte sich für uns stark gemacht. Ohne ihn wäre aus unserem Bikepark, in den wir Tausende Arbeitsstunden steckten, bestimmt nichts geworden. Wir wurden damals, kurz nach der Eröffnung des Parks 2006, für unser Engagement sogar vom damaligen Bundespräsidenten Horst Köhler im Rahmen der Initiative »Sterne des Sports« in Berlin ausgezeichnet. Anerkennung in der Schule erhielten wir dafür jedoch nicht. Im Gegenteil. Nachdem wir die Einladung zur Preisverleihung nach Berlin bekamen, verwehrte die Schule mir damals eine Freistellung für die

Veranstaltung. Das war ja schließlich »nur« fürs Biken und nicht etwa für klassische Literatur. Ich konnte nicht verstehen, dass nicht einmal der Bundespräsident, der höchste Repräsentant in unserem Land und Schirmherr der »Sterne des Sports«, für ein Umdenken bei den meisten meiner Lehrer oder unserem Direktor gesorgt hatte. Wir beschlossen zu schwänzen, um dennoch mit dem Oberförster und einigen Vertretern der TG 1892 Boppard nach Berlin zu fahren. Natürlich bekam ich dafür Riesenärger, während die Teilnehmer beim Vorlesewettbewerb von der Schule auf Händen zu Selbigem getragen wurden.

Mir ging es dabei gar nicht um die Auszeichnung oder die Veranstaltung an sich. Von der bekam ich ohnehin gar nicht so viel mit, da ich die meiste Zeit mit meiner damaligen Freundin auf dem Hotelzimmer verbrachte. Es ging mir um die fehlende Anerkennung der Schule. Uns war in Eigenregie etwas wirklich Tolles gelungen: Wir hatten einen Bikepark aufgebaut, wie es ihn so in der Gegend noch nicht gegeben hatte. Wir hatten mit Verantwortlichen aus der Forstwirtschaft und Politikern zusammengearbeitet, um etwas vollkommen Neues auf die Beine zu stellen. Etwas, dass sogar bis heute vielen Jugendlichen Freude bereitet. Den nichtkommerziellen Bikepark Boppard gibt es noch immer. Um ihn kümmert sich längst eine neue Biker-Generation. Doch in den Augen meiner Schule war dieser Einsatz nicht so viel wert wie das schön betonte Vorlesen eines Textes. Warum war das so?

Kein Wunder, dass ich mich in der Schule kaum motivieren konnte. Es war ja nicht so, dass ich faul war. Ich hatte nur keine Lust auf Vorlesen, auf Altgriechisch oder Mathematik, Chemie und Physik. Ich wollte Spaß haben und mir machte eben das Biken und das Bauen von Bikeparks Spaß. Es ist wahrscheinlich ein Witz der Geschichte, dass heute – 20 Jahre später – es mittlerweile auch einigen Lehrern und Politikern dämmert, dass ein Land nicht nur studierte Büromenschen braucht, sondern auch gebildete Handwerker, die dann ja nicht unbedingt Bikeparks bauen müssen, sondern zum Beispiel auch Ladestationen für Elektroautos anschließen können. Überall klagen Handwerksbetriebe, dass ihnen der Nachwuchs fehle. Kein Wunder, wenn man Kinder in der Schule mit Wissen zuschüttet, statt in ihnen auch die Lust zu wecken, Dinge einfach zu machen. Mit ihren eigenen Händen.

Am Tag vor meiner Abiturprüfung habe ich nicht etwa gelernt oder mich mental auf die Prüfung vorbereitet. Ich habe mit einem Kumpel auf der Playstation »SingStar« gespielt. Es kam, wie es kommen musste: Ich flog mit Pauken und Trompeten durch. Für meine Mutter brach eine Welt zusammen, als sie erfuhr, dass ich das Abi nicht geschafft hatte. Eigentlich war ich nur ihretwegen in die Schule gegangen. Hätte ich früher schon selbst entscheiden können, hätte ich die Schule wahrscheinlich schon zuvor längst hingeschmissen. Nicht einmal das unmoralische Angebot eines alten, sehr wohlhabenden Freundes meiner Mutter konnte mich nach meinem Scheitern in der Prüfung zurück an die Schule locken. Er bot mir damals 1000 Euro Belohnung an, wenn ich noch einmal versuchen würde, das Abitur zu machen. Ich lehnte ab und sagte meiner Mutter klipp und klar, dass ich nicht noch einmal ein Jahr lang zur Schule gehen würde. Damit habe ich ihr einen Stich ins Herz versetzt. Sie konnte sich – gefangen in ihrem konservativen, auf bürgerliche Sicherheit bedachten Denken – überhaupt nicht vorstellen, was ohne Abitur aus mir werden sollte. Meine damalige Oberstufenleiterin, bei der ich auch Latein hatte, war da schon weiter. Sie sagte zu mir, nachdem ich im Abitur durchgerasselt war, dass sie sich um mich gar keine Sorgen machen würde. Sie sei davon überzeugt, dass ich meinen Weg gegen würde. Das Vertrauen meiner Mutter musste ich mir erst noch verdienen.

Obwohl ich mich nicht so sehr um meine schulischen Leistungen kümmerte, war ich weder als Kind noch als Jugendlicher faul. Es war mir auch nicht egal, was ich einmal machen würde. Arbeitslos sein und Stütze kassieren, das war überhaupt keine Perspektive für mich. Zwei Dinge waren mir für die Zeit nach der Schule wichtig: Ich wollte irgendetwas mit Biken zu tun haben und ich wollte mein eigener Chef sein. Und genau so hat sich dann mein berufliches Leben auch entwickelt. Ich hatte bereits in der 11. Klasse angefangen, einen Online-Bike-Shop aufzubauen. Die ganze Ware – vor allem Mountainbike-Equipment wie Protektoren, die in der Szene begehrt waren, aber die es in den klassischen Fahrradläden noch nicht zu kaufen gab – lag damals bei mir im Kinderzimmer und bei uns in der Garage. Die ersten Sachen verkaufte ich noch über eBay, später über meinen Online-Shop. Das dafür notwendige Rüstzeug hatte ich mir selbst beigebracht. Hauptsache machen.

Ich finde, dass das Leben zu kostbar ist, um es mit Dingen zu verbringen, auf die man keine Lust hat. Immer wieder beobachte ich, wie Freunde und Bekannte sich in die Schablone eines vermeintlich sicheren, dafür aber fremdbestimmten Lebens pressen lassen. Sie machen Jobs, die sie eigentlich gar nicht machen wollen. Sie träumen von Abenteuern oder Reisen, die sie nie antreten. Sie gehen so viele Kompromisse ein, dass sie selbst, ihre Stärken und ihre Persönlichkeit, eines Tages komplett verschwunden sind. Diese Menschen erkennt man gar nicht mehr als sie selbst. Damit will ich nicht sagen, dass alle so wie ich werden sollen. Um Himmels willen, bloß nicht! Wenn jemand in seinem Bürojob glücklich und erfüllt ist, dann ist das super. Dann muss er auch nicht anfangen auf dem Fahrrad Rückwärtssaltos zu machen. Es sei denn, er hat Bock auf diese krasse Erfahrung. Meine Botschaft ist: Schieb keine Sache, die dir wirklich wichtig ist und am Herzen liegt, auf die lange Bank. Leg einfach los. Warte nicht auf einen besseren oder den perfekter Moment. Mach sie. Jetzt.

Ein Freund hat mir mal die Geschichte seines Großvaters erzählt, dessen größter Traum es immer war, mit einem Wohnmobil durch Kanada zu fahren.

»Was schätzt du Fabio, wann er das gemacht hat?«

»Nachdem er in Rente ging?«

»Gar nicht.«

Sein Großvater hatte immer nur von seinem Traum erzählt. Bis er starb und sein Traum mit ihm beerdigt wurde. Diese Geschichte hat mich sehr berührt und spornt mich an, meine Träume zu leben. Ich horche immer wieder in mich hinein, ob das, was ich mache, mich wirklich erfüllt und ich eine gute Zeit habe. Obwohl mir zum Beispiel der Unterricht am Gymnasium keinen Spaß gemacht hat und ich die Chancen, die mir von Lehrern immer wieder gegeben wurden, regelmäßig in den Sand gesetzt habe, hatte ich selbst an diesem für mich schwierigen Ort eine gute Zeit. Ich habe mir immer wieder die Freiräume für die Dinge genommen, die mich wirklich interessierten und glücklich machten. Ich sage daher auch immer, dass ich eine schöne Kindheit hatte, weil ich einerseits sehr früh sehr viel von der Welt sehen durfte und andererseits diese Lebensfreude hatte. Aber es gab auch eine Schattenseite, für die mein gewalttätiger Vater verantwortlich war und die mich früh mit dem Thema Angst konfrontiert hat. Du wirst überrascht sein, wie sehr Angst und der Umgang mit ihr mit dem Machen zusammenhängen.

Angst I

Wie entscheidest du dich?

Es gibt Tage im Leben, die alles verändern, die dein Leben in ein Davor und ein Danach teilen. Der 18. Februar 2023 ist in meinem Leben ein solcher Tag. Bis zu diesem Tag hätte ich schwören können, dass ich alles über Angst weiß. Wie ich mit der Angst umzugehen habe. Wie ich mich nicht von ihr beherrschen lasse. Ich habe mich geirrt.

Ich bin bereits als Kind mit Angst in Berührung gekommen. Ich habe sehr deutlich die Angst meiner Mutter vor meinem Vater gespürt. Es gab Nächte, in denen meine Mutter bei mir im Bett geschlafen hat und ich davor auf dem Boden, damit sie beschützt ist, falls mein Vater nachts zu uns hereinkommen sollte. Um die schwierige Situation bei uns zu Hause zu verstehen, muss ich etwas ausholen.

Mein Vater hat bei einem großen Konzern die Softwareentwicklung begleitet. Er pendelte unter der Woche. Er war aber auch häufig in Berlin oder Dresden, wohin wir ihn oft begleiten durften. Er war ein sehr kreativer Mensch. Er konnte gut malen. Wir machten zusammen Sport. Wir waren reiten. Das Fotografieren und der Motorsport waren seine großen Leidenschaften. An den Wochenenden fuhren wir oft zu Motorsport-Events an den Nürburgring oder zu verschiedenen Rallyesport-Events in ganz Deutschland. Mein Vater schaute bei den Rennen nicht nur zu, sondern schoss auch viele Fotos. Ich glaube, er hätte gerne als selbstständiger Fotograf gearbeitet. Aber er traute sich nicht, diesen Schritt zu gehen.

Doch neben der kreativen und unternehmungslustigen Ader gab es noch eine andere Seite an ihm. Er konnte mitunter binnen Sekunden komplett ausrasten. Wegen nichts. Etwa wenn die Fernbedienung vom Sofa gefallen war. Oder wenn wir zum Essen gehen wollten und ich mich in den Flur setzte, um meine Schuhe anzuziehen. Ging ihm das Zubinden nicht schnell genug, bekam ich auch schon mal einen Tritt in den Rücken. Ich erinnere mich auch noch an eine Carrera-Bahn, die er mir mit viel Mühe gebaut hatte. Bei einem Streit meiner Eltern mischte ich mich ein und meinte im Verlauf der Diskussion zu meinem Vater, er habe mir gar nichts zu sagen. Als er wenig später von mir verlangte, die Carrera-Bahn im Wohnzimmer abzubauen, sagte ich zu ihm: »Kannst du selbst abbauen.« Daraufhin holte er eine Axt und schlug die gesamte Bahn kurz und klein.

Nach außen hin vermittelten wir drei jedoch das Bild einer heilen Familie. Wir machten »bella figura«, wie man in Italien dazu zu sagen pflegt. Und zu Italien hatte mein Vater eine innige Beziehung. Wir waren oft beim Italiener essen und machten häufig Urlaub in Italien. Ich trage einen italienischen Vornamen. Meine Patentante ist Italienerin. Für meinen Vater war das Bild, dass wir nach außen hin abgaben, sehr wichtig. Meine Mutter ist eine schöne Frau. Mit Anfang 20 hatte sie sogar gemodelt. Für meinen Vater muss sie so etwas wie ein Statussymbol gewesen sein, eine Trophy Wife. Meine Mutter meinte einmal zu mir, dass die Probleme mit meinem Vater mit ihrer Schwangerschaft begannen und er bemerkte, dass er nicht mehr die unumschränkte Nummer 1 in der Familie war, sondern die Aufmerksamkeit und Liebe meiner Mutter mit mir teilen musste. Später erzählte sie mir einmal, mein Vater habe ihr vorgeworfen, zu wenig für sein Seelenheil getan zu haben. Meine Mutter glaubte auch lange, dass sie sich nur ein bisschen ändern müsste, es besser machen müsste, dann würde mein Vater endlich glücklich und zufrieden sein. Doch die Gewalt uns gegenüber war immer seine Entscheidung und sein Problem gewesen. Wir waren daran nicht schuld. Dies zu begreifen war vor allem für meine Mutter ein langer und schwieriger Prozess.

Meinem Vater war es sehr wichtig, dass sein Leben in der Öffentlichkeit immer perfekt erschien. Selbst wenn wir uns auf einem Familienausflug gestritten hatten, mussten wir auf dem Foto des Ausflugs glücklich lächeln. Würde jemand heute unsere alten Fotoalben durchschauen, von denen es eine Menge gibt, würde er glauben, wir seien eine glückliche Familie gewesen. Wir haben tolle Urlaube erlebt, tolle Ausflüge zusammen gemacht ... Die Brüche hinter dem falschen Lachen, die

Schatten und die Angst sieht man auf den Bildern jedoch nicht.

Meine Eltern stritten so gut wie jeden Tag. Ich hatte mir als Kind einmal die Mühe gemacht, die Tage mitzuzählen, an denen meine Eltern nicht gestritten haben. In meiner Erinnerung liegt der »Rekord« bei zwei oder drei folgenden Tagen ohne Streit. Wir waren jeden Tag gewarnt, wenn mein Vater von der Arbeit nach Hause kam. Er fuhr einen Sportwagen, dessen Motorengeräusche sich deutlich von denen normaler Autos unterschieden. Sobald wir seinen Wagen hören konnten, merkte ich, wie sich meine Mutter verspannte. Würde es wieder eskalieren wie so oft? Oder würden wir heute einen ruhigen Abend erleben? Ich kann mich erinnern, dass ich als Kind oft auf der Hut war, wenn er nach Hause kam. Oder wenn ich in der Früh wach wurde und meine Eltern sich bereits lauthals im Wohnzimmer stritten. Ich erinnere mich auch an das Unbehagen, wenn meine Mutter, die im Sozialwesen tätig war und unter anderem Mutter-Kind-Kuren begleitet hat, auf Dienstreise ging und ich allein mit meinem Vater bleiben musste. Das wollte ich nicht und heulte Rotz und Wasser. Ich wusste, es konnte gut gehen. Aber eben auch wieder eskalieren. Ich konnte mich daher als Kind auf die wenigen guten Momente auch nie wirklich verlassen und sie restlos genießen. Immer schwebte eine Art Schatten über mir. Würde die gute Stimmung halten? Oder würde sie kippen?

Bis heute finde ich es interessant, dass ich im Gegensatz zu meiner Mutter selbst keine echte Angst vor meinem Vater hatte. Ich war stattdessen immer aufmüpfig, trotzig. Ich bot ihm die Stirn und ließ mich nicht einschüchtern. Seine Stimmungsschwankungen waren meine Realität, sie begleiteten mich meine ganze Kindheit über. Ich dachte, es wäre ganz normal, dass Väter so sind, da ich es ja nicht anders kannte. Ich vertraute mich daher auch meinen Freunden nicht an. Stattdessen versuchte ich, das schlechte Verhalten meines Vaters, wann immer möglich, zu sabotieren. Wenn ich beobachtet hatte, wie mein Vater den Autoschlüssel meiner Mutter im Keller versteckte, holte ich ihn dort wieder hervor oder sagte ihr, wo der Schlüssel ist. Ich wollte mich nicht kampflos ergeben. Ich wollte dem falschen Verhalten meines Vaters entgegenwirken. Daher habe ich schon sehr früh den aufmüpfigen Rebellen rausblitzen lassen. »Du hast mir gar nichts zu sagen«. »Pack meine Mutter nicht an«. So redete ich mit meinem Vater schon als Kind. Als ich gerade mal vier Jahre alt war, ging ich sogar mit meinem Samurai-Schwert aus Plastik auf ihn los. Der Spuk war erst vorbei, als meine Eltern sich schließlich nach insgesamt 25 Jahren Beziehung trennten, als ich 12 Jahre alt war.

Mit dem Thema Angst kam ich dann wieder durch das Biken in Berührung. Als ich damit anfing, machte sich meine Mutter natürlich Sorgen. Ich hatte Verständnis dafür, denn ich merkte recht schnell, dass das Biken nun mal ein Sport ist, bei dem viel passieren kann. Ich hatte dabei immer wieder selbst Angst. Und das war auch gut so.

Eines der größten Missverständnisse über die Angst ist es, dass die Leute glauben, dass Extremsportler wie ich gar keine Angst hätten. Das ist falsch. Jeder Mensch hat Angst. Wirklich jeder. Ich habe in meinem Leben so viele krasse Menschen kennengelernt, die sich in außergewöhnlichen Bereichen bewegen, ob beim Sport, beim Militär oder beim Survival, und egal wie tough oder erfahren sie sind: Sie alle haben Angst. Es ist ein Trugschluss, dass nur man selbst Angst hat und dass andere, zu denen wir als Vorbilder aufblicken, keine hätten. Der Unterschied zwischen uns und unseren Helden ist nicht etwa die Angst selbst, sondern der Umgang mit der Angst. Die Mutigen wissen anders mit ihrer Angst umzugehen.

Angst packt uns immer dann, wenn wir uns aus unserer Komfortzone hinausbewegen. Wenn es wirklich gefährlich wird. Um zu lernen, was Angst mit uns anstellt und wie man ihr entgegenwirken kann, ist es daher notwendig, dass wir genau das tun: Wir müssen unsere Komfortzone verlassen. Jemand, dessen Welt immer gemütlich und sicher ist, der seinen Abend immer nur entspannt auf der Couch verbringt oder der beim Joggen immer 5 Kilometer läuft, bei denen er weiß, dass er die auch locker schafft, muss sich nicht mit Angst auseinandersetzen. Also wird er – sobald er doch einmal in eine gefährliche Situation kommt – seiner Angst umso stärker ausgeliefert sein.

Stellt euch vor, ihr erlebt einen Autounfall. Das kann jedem von uns passieren. Entweder seid ihr selbst darin verwickelt oder aber ihr kommt zu einem Unfall hinzu, bei dem es zum Beispiel einen Verletzten gibt, der schreit. Ist man eine solche Ausnahmesituation nicht gewohnt, ist es ganz normal, dass sie einen überfordert. Mit großer Wahrscheinlichkeit wird sich der Angstunerfahrene tausend Fragen stellen. Stirbt der Verunfallte jetzt? Was muss ich tun? Wie kann ich richtig helfen? Der Schock über die besondere Situation, die Angst, wird diese Person lähmen.

Jemand, der dagegen Ausnahmesituationen gewohnt ist, selbst wenn es Sachverhalte aus ganz anderen Bereichen sind, wird auf den Unfall viel ruhiger und überlegter reagieren können. Ich spreche leider aus eigener Erfahrung. Ich bin in einem Bikepark mal eine Strecke heruntergefahren und plötzlich lag jemand in der Kurve mit einem komplett kaputten Helm. Er war bewusstlos und hat nur noch komisch gezuckt. Mir war sofort klar, dass sich dieser Mensch richtig schlimm verletzt hatte. Seine Freundin stand vollkommen geschockt und aufgelöst neben ihm und konnte sich nicht bewegen. Zum Glück brachte mich diese Situation nicht so sehr aus dem Konzept. Ich habe sofort den Notarzt angerufen, der dann recht schnell mit einem Hubschrauber zu uns kam. Mittlerweile waren jedoch noch andere Biker zu uns dazugestoßen. Während die Freundin des Verunglückten noch immer geschockt war, spürte ich, dass alle anderen um mich herum etwas machen wollten und entsprechend aufgeregt waren. Aber diese Aufregung, die in Aktionismus umzuschlagen drohte, nützte dem Verletzten gar nichts. Mir war klar, dass es meine wichtigste Aufgabe war, alle zu beruhigen und davon abzuhalten, irgendetwas Unüberlegtes zu tun. Ich musste zum Beispiel schauen, dass niemand von den anderen Bikern, die dazugekommen waren, dem Verletzten den Helm einfach abzieht, was bei einem möglichen Genickbruch alles nur noch verschlimmert hätte.

Ich hatte in dieser Situation diese Ruhe und Übersicht, nicht etwa, weil ich ein toller Hecht bin, sondern weil ich zuvor schon ähnliche Situationen erlebt hatte, in denen ich bemerkt hatte, dass ich in Gefahr bin, und entsprechend Angst bekam. Früher hat mich meine Angst auch noch gelähmt. Ich stand manchmal minutenlang zitternd vor einem Sprung, unfähig loszufahren. Zwischenzeitlich dachte ich sogar, dass ich gar nicht für das Biken gemacht bin. Bis ich angefangen habe, den nächsten Schritt zu machen. Ich habe meine Angst weitergedacht und zu mir gesagt: Okay, es wird jetzt gefährlich. Also muss ich mich irgendwie schützen. Was viele Menschen oft missverstehen: Angst ist eigentlich etwas Gutes. Sie ist eine natürliche Reaktion auf Situationen, die wir mit Routine allein nicht meistern können, und die überlebenswichtig ist. Angst versetzt uns in Alarmbereitschaft und soll uns zum Handeln bringen: *fight or flight*. Wenn wir Angst verspüren, ist es am besten, entweder zu kämpfen oder zu fliehen.

Es ist daher wichtig zu erkennen, wodurch die Angst eigentlich wirklich ausgelöst wird. Stell dir vor, der Rauchmelder in deiner Wohnung schlägt plötzlich Alarm. In so einem Fall reicht es nicht, einfach nur den Warnton (deine Angst) abzuschalten. Du solltest lieber schleunigst das Feuer löschen, dass anscheinend gerade ausgebrochen ist, oder die rauchende Pfanne vom Herd nehmen. Sonst schlägt der Rauchmelder nämlich gleich wieder Alarm. Sobald ich Angst spüre, analysiere ich meine Angstmomente ganz nüchtern. Ich versuche die mit der Angst verbundenen Emotionen – die Aufregung, das Gefühl der Hilflosigkeit, das Eingeschüchtert sein – beiseitezuschieben. Ich versuche diese Emotionen nicht weiter zu beachten, weil sie mich lähmen und dazu führen, dass ich falsche Entscheidungen treffe. Stattdessen versuche ich, über meine Optionen nachzudenken, um eine gute Lösung zu finden. Mittlerweile funktioniere ich gut unter Druck. Dass ich in schwierigen Situationen den Fokus weg von den Emotionen auf die Lösungen legen kann, ist jedoch nicht nur Veranlagung, sondern das Resultat eines langen Prozesses. Ich konnte diese Eigenschaft nur deshalb in mir ausbilden, weil ich mich immer wieder – insbesondere beim Sport – gefordert habe.

Beim Rückwärtssalto zum Beispiel. Es gab eine Zeit, in der ich jedes Mal, wenn ich den Backflip angefahren habe, eine innere Stimme gehört habe, die kurz vor dem Absprung zu mir sagte: Querschnittslähmung. Wieder und wieder schoss diese Angst durch meinen Kopf. Das war natürlich fatal, denn bei einem Backflip – und bei vielen anderen Tricks auch – musst du einen kühlen Kopf bewahren. Jede Ablenkung kann tatsächlich dazu führen, dass du einen Fehler machst, für den du teuer bezahlst. In diesen Situationen habe ich versucht, den Backflip trotzdem zu machen. Und nicht nur den. Wenn ich in meinem Garten Sprünge trainiert habe, zwang ich mich, meine gesamte Trickkiste abzuspulen. Auch die Manöver, vor denen ich Angst hatte. Es war mir wichtig, dass ich mir selbst in den Hintern trete, nicht in meiner Komfortzone verharre und nach der einfachen Lösung suche: Einen Trick nicht zu machen bedeutete schlicht, der Angst nachzugeben. Ich hätte auch einfach sagen können: Heut ist nicht mein Tag. Ich mach das beim nächsten Mal. Die Liste der Ausreden, mit denen man sich selbst belügen kann, ist lang. Allerdings hält man so den inneren Schweinehund nicht im Zaum, sondern lässt ihn stärker und stärker werden.

Zum inneren Schweinhund gibt es eine wunderbare Analogie aus einer indigenen Kultur Nordamerikas. Ein altes indianisches Sprichwort besagt, dass jeder von uns zwei Wölfe in sich hat. Einmal den Mutwolf und einmal den Angstwolf. Doch wie geht man mit den beiden Wölfen um? Man sollte täglich darauf bedacht sein, den Mutwolf zu füttern. Den Angstwolf dagegen sollte man verhungern lassen, sodass er keine Kraft und Power mehr hat, dich zu bedrohen. Ich selbst versuche, meinen Mutwolf ständig zu füttern, denn ich weiß, was passieren kann, wenn stattdessen der Angstwolf, der durch Ausreden, Faulheit und ständiges Nachgeben stark wird, das Kommando übernimmt.

Bei einem alten Freund habe ich erlebt, wie ein kleines Thema durch den Angstwolf zu einem echten Problem werden kann. Mein Kumpel und ich haben uns regelmäßig in einem Sportstudio getroffen. Dieses Sportstudio hatte ein Parkhaus, in dem man kostenlos parken konnte. Das Parkhaus war, wie das häufig in Deutschland so ist, nicht gerade das größte, sondern eher verwinkelt. Irgendwann fing mein Freund an zu sagen, dass er keinen Bock habe, in das Parkhaus zu fahren. Er hätte Angst, sich dort das Auto zu zerkratzen. Irgendwann hieß es dann: Ich parke weiter weg. Da ist es einfacher und auch kostenlos. Irgendwann ist er lieber 15 bis 20 Minuten zum Sportstudio gelaufen, statt sich seiner Angst zu stellen, in dem kleinen Parkhaus seinen Wagen auf einen der Parkplätze zu manövrieren. Statt seinen Mutwolf zu füttern, hat mein Freund seinen Angstwolf gestärkt. Er hatte sich das Leben dadurch jedoch nicht etwa leichter gemacht, sondern war fortan viel länger ins Studio unterwegs.

Jeder kennt solche Situationen im Alltag, in denen wir Dingen ausweichen und unseren Ängsten davonlaufen. Es passiert auch mir bei Biken oder beim Kämpfen noch immer, dass ich spüre, dass ich in eine Situation geraten bin, in der ich mich unwohl fühle. Ich spreche hier bewusst nicht von Angst, da ich normalerweise nicht mehr in Situationen komme, in denen ich richtige Angst habe, in denen ich merke, dass sich mein Puls erhöht oder es mir die Kehle zuschnürt. Sobald ich in solche unangenehmen Umstände gerate, halte ich inne und füttere sofort meinen Mutwolf: Ich halte mir dann vor Augen, was ich alles schon geschafft und in welchen Situationen ich mich bewährt habe. Noch mehr Futter für den Mutwolf gibt es, wenn ich darüber nachdenke, was ich kann und welche Fähigkeiten ich mitbringe, um meine Vorhaben zu meistern. In der Regel finde ich etwas. In der Situation meldet sich jedoch auch meist der Angstwolf zu Wort: Fabio, das kannst du nicht. Lass die Finger davon! Ich sage mir dann immer: Nein, ich darf nicht nachgeben und auf den Angstwolf hören. Das geht nicht. Allerdings formuliere ich das gerne auch etwas radikaler. Wenn Menschen meine inneren Dialoge hören könnten, wären sie überrascht, wie sehr der Angstwolf einstecken muss: »Ey, halt dein Maul, du Scheiß-Lappen. Du hast mir gar nichts zu sagen. Ich kann das und das zieh ich jetzt durch.« Ich rede da nicht sehr nett, aber ich muss das tun, um den Angstwolf niederzumachen und kleinzuhalten, um ihn in seine Schranken zu verweisen. Das geht nur mit Dominanz. Würde ich es nicht tun, würde ich sehr schnell meine Superkraft verlieren: das Machen.

Was beim Umgang mit Angst ebenfalls hilft, ist der Blick darauf, wie persönlich das Thema Angst aufgebaut ist. Es heißt nicht umsonst, dass ein Problem immer nur so groß ist wie die Person, die davorsteht. Ein Rückwärtssalto auf dem Rad ist für die meisten ein Riesending. Ich weiß dagegen, was ich tun muss. Ich habe die dafür nötige Erfahrung gesammelt. Das Witzige dabei ist: Hat man ihn einmal verstanden, ist der Backflip eigentlich ein ganz einfacher Trick.

Mittlerweile kann ich dennoch - nicht zuletzt, weil ich jetzt selbst Kinder habe - die Angst meiner Mutter besser nachvollziehen. Ich bin sicher, dass es selbst heute noch immer Momente gibt, in denen sie Angst um mich hat, aber sie hat akzeptiert, was ich mache. Ihr Vertrauen in mich ist größer geworden. Ich kann mich zum Beispiel noch genau daran erinnern, wie sehr meine Mutter litt, als ich mit meinem Hals-Tattoo nach Hause kam. Sie brach in Tränen aus und sagte, wenn ich jetzt einen Autounfall hätte, würde mich kein Arzt behandeln. Ich wäre jetzt ganz unten in der Gesellschaft angelangt. Damals war der Glaube in der Generation meiner Mutter noch verbreitet, dass nur Schwerverbrecher oder Knastbrüder Tattoos haben. Dass man wie ich Tattoos einfach schön findet, war ihr nicht bewusst. Ihr fehlte die Erfahrung. Mittlerweile hat meine Mutter selbst ein ganz kleines Tattoo. Zu ihrem 50. Geburtstag hatte ich ihr einen Gutschein für meinen Tätowierer geschenkt. Ich bin sehr froh, dass sie sich das getraut hat.

Vielleicht kann ich auf der anderen Seite meine Mutter jetzt auch besser verstehen, weil ich selbst Vater bin. Und wie meine Mutter für mich, will ich für meine Kinder nur alles Gute. Allerdings ist mein Umgang mit meiner Angst, mit meiner Sorge, dass meinen Kindern etwas zustoßen könnte, vollkommen anders, als dies bei meiner Mutter der Fall war. Als meine Kinder um die vier Jahre alt waren, kamen sie von sich aus auf die Idee, im Garten auf meinen vier Meter hohen Startturm zu klettern. Natürlich hatte ich erst mal einen Kloß im Hals. Mir war aber gleichzeitig auch klar: Jetzt muss ich denen gut zureden und sie bloß nicht ablenken oder Nervosität verbreiten und sie mit meiner Angst anstecken. Ich habe mich also nur so an den Startturm gestellt, dass ich sie hätte auffangen können, wenn etwas passiert wäre. Ist es aber nicht. Sie sind perfekt hoch- und runtergeklettert und haben dabei eine unheimliche Selbstsicherheit und Begeisterung ausgestrahlt. Sie haben es einfach gemacht und der Angstwolf musste mit knurrendem Magen davonziehen. Zumindest an diesem Tag.

Hyped

Was ist Erfolg?

Berühmt wollte ich niemals werden. Und ich hatte auch nie vor, eines Tages viel Geld zu haben. Ich hatte allerdings schon zu Schulzeiten so eine komische Vorahnung, dass es passieren würde. Irgendwie hatte ich das Gefühl, dass mehr in mir steckt. Diese leise Stimme, die mir eine Zukunft mit finanzieller Freiheit vorhersagte, war jedoch niemals meine Motivation. Alles, was ich wollte, war, ich selbst zu sein und meine Freiheit ausleben zu können. Dass ich heute als Persönlichkeit so viele Menschen inspirieren kann und ich mit meiner Arbeit genug verdiene, um ohne Geldsorgen auszukommen, ist ein Privileg. Und das Resultat harter Arbeit, die für mich immer die Basis von Erfolg ist. Ohne harte Arbeit geht es nicht, zumindest nicht in meinem Leben.

Es fing bereits in der Schule an, als ich im letzten Abi-Jahr meinen Online-Shop aufgezogen habe. Die Idee dazu war mir mit einem Freund gekommen. Zu jener Zeit wurden US-Sportarten wie Basketball oder Baseball auch hierzulande populärer und damit verbreiteten sich auch die Merchandising-Produkte mit den bekannten rotblauen Logos der Sportverbände NBA und der MLB. Wir fragten uns, warum es so ein Logo nicht eigentlich auch für die Bike-Szene gab. Also entwickelten wir kurzerhand in einem ähnlichen Look ein Bike-Logo und designten ein paar Shirts. Um unsere Klamotten über eBay unter dem Label Freeride Department verkaufen zu können, meldeten wir ein Gewerbe an. Zum Glück war ich gerade schon 18 geworden und musste dafür niemanden mehr um Erlaubnis bitten. Es lief besser als erwartet. Unser Shop wurde schnell größer und größer. Als ich nicht mehr nur Shirts, sondern auch Anbauteile und Bike-Zubehör namhafter Firmen in unserem Shop verkaufen wollte, wurde meinem Freund das Risiko zu groß. Wir trennten uns einvernehmlich und ich steckte das ganze Geld, das ich bis dahin mit unseren Freerider-Shirts verdient hatte, in meine Idee mit dem Online-Shop für Bike-Komponenten.

Den Online-Shop baute ich selbst, obwohl ich davon keine Ahnung hatte. Ich wusste damals noch nicht mal, wie man ein Fax-Gerät bedient. Tatsächlich: Im Jahr 2004 konnte man seine Bestellungen an manche Händler ausschließlich per Fax schicken. Aber nachdem ich ein Faxgerät gekauft hatte, war es schnell eingerichtet. (Hauptsache machen.) Um an Ware zu kommen, telefonierte ich mit Herstellern oder deren Vertriebspartnern und ließ mich von ihnen als Händler anlegen. Ich orderte nicht irgendwelche Sachen, sondern die, die in der Bike-Szene gefragt waren und die es bei klassischen Fahrrad- oder Sporthändlern nicht gab. Woher ich wusste, was Biker wollen? Ich war durch meine Leidenschaft fürs Biken selbst Kunde, während in den großen Online-Shops wohl auch Leute arbeiteten, die mit dem Biken und der Entwicklung der Szene abseits der Straßenrennen vielleicht nicht so viel am Hut hatten. Ich hingegen wusste, welche Protektoren etwas taugen und welche Designs bei den Bikern ziehen. Ich habe mich von Anfang an auf die Produkte konzentriert, von denen ich wusste, dass sie sich auf jeden Fall verkauften. Dass ich nach einiger Zeit bei einem großen Vertrieb als Premium-Händler gelistet war, weil ich sehr viele seiner Bike-Hosen verkauft hatte, machte mich stolz. Ich war halt immer noch ein Schüler, hatte keine klassische Ahnung oder Ausbildung in diesem Business und habe einfach nur rangeklotzt. Auch wenn die Arbeit mitunter anstrengend war, fiel sie mir nicht schwer. Ich hatte Bock drauf und habe auch die Nächte vor meinem Computer gehockt, um Bestellungen abzuarbeiten. Es kam vor, dass mir jemand via eBay schrieb, dass er auf Durchreise in den Bike-Urlaub sei. Dann kam er nachts um 3 Uhr auf dem Weg nach Frankreich bei mir vorbei und ich habe ihm seine Protektoren in die Hand gedrückt.

Mein Shop lief sicher auch deshalb gut, weil ich damit eine Nische getroffen hatte. »Extremes« Mountainbiken war Anfang der 2000er-Jahre noch nicht im Mainstream angekommen. Wenn du damals in einen normalen Fahrradladen gegangen bist, hast du dort nie die Teile bekommen, die du zum Beispiel fürs Downhillfahren brauchst. Die normalen Händler kannten sich null mit diesem Thema aus. Die hatten vielleicht irgendein Mountainbike im Laden stehen, mit dem man berghoch und bergrunter fahren konnte, aber dass man als Mountainbiker auch Fullface-Helme oder Protektoren brauchen könnte, war denen überhaupt nicht bewusst. Die gängigen MTB-Marken kannten die Händler auch gar nicht. Diese konnten Interessierte fast nur online bestellen – unter anderem bei mir. Mit meiner Idee hat das Timing einfach gepasst. Ich kam damals sogar schon mit dem Thema Video in Berührung, weil ich Bike-Videos aus Kanada und anderen Ländern importiert habe. Damals hat so eine DVD um die 40 Euro gekostet. Ich wusste zum Glück, welche Filme und welche Fahrer angesagt waren, sodass sich auch diese Videos gut verkauften.

In dieser Zeit machte meine Mutter einiges mit mir durch. In unserem Flur stapelten sich jeden Tag Dutzende Pakete. Da ich noch keinen Führerschein hatte, war meine Mutter so nett, die Kundenpakete zur Post zu bringen, auch wenn sie überhaupt nicht verstand, was ich da eigentlich machte. Zu dieser Zeit galt ihre ganze Sorge noch meinem Abitur und dem Studium, das sich in ihren Augen an meine schulische Ausbildung anschließen würde. »Du willst doch nicht dein ganzes Leben lang Pakete packen!?«, hieß es dann immer. Sie konnte nicht so recht einordnen, was mein eigener gar nicht mal so kleiner Online-Shop für mich schon damals bedeutete. Für mich war immer das größte Ziel, mein eigener Chef zu sein. Und der Shop zeigte mir, dass das möglich war, die maximale Freiheit, von der ich träumte, zu haben. Und Grundlage dafür war, dass ich aus meinem Kinderzimmer heraus Sachen verkaufte. Nach einem Jahr machte ich bereits mehrere Zehntausend Euro Umsatz und musste lernen, wie man eine Steuererklärung macht. Dabei half mir zum Glück ein Freund, der eine Ausbildung als Steuerfachangestellter machte.

Auch wenn meine Mutter meine Motivation nicht verstand, unterstützte sie mich, wo immer sie konnte. Zum Glück fand ich eines Tages heraus, dass man Pakete auch von der Post abholen lassen konnte, sodass sie diese lästige Aufgabe nicht mehr übernehmen musste.

Natürlich habe ich damals auch viele Fehler gemacht. Ich hätte wahrscheinlich viel mehr Geld bei der Steuer und bei meinen Vertriebspartnern rausholen können. Aber für mich war mein Shop vor allem ein unheimlich geiler Lernprozess, weil ich drei Dinge gemerkt habe. Erstens: Du kannst mit deiner Leidenschaft auf irgendeine Art und Weise Kohle verdienen. Zweitens: Du kannst dir fast alles selbst beibringen. Und drittens: Das alles funktionierte bereits neben der Schule und neben dem Biken.

Zu sehen, dass ich mit meinem eigenen Tun etwas aufbauen und bewegen konnte, erfüllte und bestärkte mich. Dass ich damit auch Geld verdiente, spielte dabei nur eine Nebenrolle. Ich habe nie gedacht: Cool, jetzt kannst du dir dies und das kaufen. Mir hat es an sich Spaß gemacht, mich ordentlich ins Zeug zu legen. Jedes Mal, wenn ich eine E-Mail bekommen habe, wenn eine neue Bestellung reingekommen war, fand ich das geil. Der Erfolg für mich bestand nicht in dem Geld, dass ich verdiente, sondern dass mein Plan mit dem Online-Shop funktionierte. Ich war zufrieden, dass Biker in ganz Deutschland bei mir die Sachen bekamen, mit denen sie ihrer Leidenschaft nachgehen konnten. Und ich selbst konnte das auch.

Die Tatsache, dass ich mit meinem Hobby tatsächlich Geld verdienen konnte, bestärkte mich nach meinem Abi-Desaster darin, nicht auf eine klassische Ausbildung zu setzen. Ich wollte neben dem Shop noch etwas anderes machen, dass ebenfalls mit dem Biken zu tun hat. Damals schaltete ich für meinen Online-Shop auch kleine Anzeigen im *Mountainbike Rider Magazine*. Unter Bikern war das Blatt das ultimative Sprachrohr für die Szene. Eines Tages sah ich im Magazin eine Ausschreibung für eine Praktikantenstelle in der Redaktion. Ich dachte nur: Boah, Teil des *Mountainbike Rider Magazine* zu sein, das wäre übelst krass! Die waren einfach cool und das Gegenteil der brav-bürgerlichen Schiene, in die mich meine Mutter oder der Großteil meiner Lehrer pressen wollten. Der Chef des Magazins, Frank »Lippe« Weckert, war bis oben hin tätowiert. Er war selbst World-Cup-Rennen gefahren, machte außerdem Motocross und spielte in Bands. Das war genau mein Style, so wollte ich auch sein und leben. In meinen Augen war das Mountainbike-Rider-Team einfach eine Truppe, die saucoole Dinge machte.

Mir war sofort klar, dass ich mich auf die Stelle bewerbe. Aber wie? Eine 08/15-Bewerbung kam für mich nicht infrage. Meine Bewerbung musste wirklich knallen. In der Ausschreibung war unter anderem gefordert, dass man sich mit Grafikprogrammen wie Photoshop oder InDesign auskennen muss. Damit hatte ich mich bisher allerdings noch nicht so intensiv auseinandergesetzt.

Irgendwie musste ich die Tatsache überspielen, dass ich mit diesen Programmen erst wenig gearbeitet hatte. Meine Idee: Ich fuchse mich in die Grafikprogramme rein und gestalte meine Bewerbung als Fahrerinterview, wie es sie damals auch im *Mountainbike Rider Magazine* gab. Dazu gehörten natürlich Actionfotos von mir, auf denen ich mit dem Fahrrad durch die Luft fliege, und auch Porträtbilder. Meinen Lebenslauf baute ich in Interviewform auf, in dem ich mir selbst Fragen stellte, warum ich die Praktikumsstelle beim *Mountainbike Rider Magazine* unbedingt haben wollte. Ich erzählte natürlich auch davon, was mich über meinen Online-Shop hinaus mit dem Biken verbindet oder welche Fahrer ich mochte. Stundenlang habe ich Text und Bilder hin- und hergeschoben, bis ich ein cooles Layout hatte, das so auch ins Magazin gepasst hätte. Und genau so habe ich die Bewerbung dann auch abgeschickt.

Schon damals habe ich gemerkt, was passieren kann, wenn Leute Neid auf einen entwickeln, weil man anders ist und die Sachen eben nicht nach Rezept macht. Ein guter Freund von mir, mit dem ich auch oft zusammen biken gewesen war, hatte einen Bruder, der als selbstständiger Mediengestalter arbeitete. Für mich, der in Sachen Layout und Gestaltung nur wenig Ahnung hatte, war das Know-how von so jemandem natürlich Gold wert. Also haute ich meinen Kumpel an: »Hey, hast du einen Tipp, wie ich ein PDF aus diesem Programm exportiere? Das habe ich irgendwie nicht hinbekommen. Kannst du vielleicht deinen Bruder mal fragen?« Seine Reaktion war ernüchternd. »Nee, dass musst du selbst rausfinden.« Er wusste, dass ich die Info für meine Bewerbung brauchte. Und ich wusste, dass er als leidenschaftlicher Biker auch gerne dort arbeiten würde. Allerdings gehörte er zu der Sorte Kinder, die sich noch nicht aus der Einflusssphäre ihrer Eltern befreit hatten. Stattdessen hörte er auf das, was sein Vater ihm sagte. Er musste sich von ihm auch immer alles absegnen lassen und hat nie wirklich sein eigenes Ding gemacht. Ich war enttäuscht, dass er mir nicht helfen wollte. Er tat mir jedoch auch leid, weil ihn, wenn er so weitermachen würde, ein Leben erwartete, dass gar nicht seins war. Ob er dennoch die Kurve gekriegt hat? Ich weiß es nicht. Wir verloren später den Kontakt und gingen getrennte Wege. Und meiner führte mich tatsächlich zum *Mountainbike Rider Magazine*. Ich hatte die Sache mit meiner Bewerbung zum Glück doch noch selbst hinbekommen und wurde tatsächlich zum Bewerbungsgespräch eingeladen.

Dort traf ich die ganze Crew, wir unterhielten uns über den Redaktionsalltag, übers Biken und ich erzählte natürlich auch von meinem Online-Shop. In diesem Moment meinte der Chef so zu mir im Spaß: »Ja, wenn du mir jetzt auch noch die Werbeanzeige von deinem Shop im Magazin zeigst, dann hast du die Stelle.« Ich entgegnete nur mit einem dicken Grinsen im Gesicht: »Dann schlag doch einfach Seite 93 auf.« Es hat halt einfach alles gepasst. Dass sah auch der Chef des Magazins so. Er hatte allerdings noch eine Überraschung für mich parat, denn er eröffnete mir, dass es nicht nur um eine Praktikumsstelle ginge, sondern um ein Volontariat, wenn ich das wollte. Sie hatten die Stelle absichtlich als

Praktikum ausgeschrieben, um zu sehen, wer sich bereits für ein Praktikum richtig ins Zeug legt. Natürlich sagte ich Ja. Für die kommenden drei Jahre sollte das *Mountainbike Rider Magazine* mein berufliches Zuhause sein. Was mir von dieser Bewerbungsepisode hängen blieb, war die Tatsache, dass sich voller Einsatz immer irgendwie lohnt und man am Ende vielleicht sogar mehr bekommt, als man erwartet hat. Ich wäre auch mit der Praktikantenstelle glücklich gewesen, weil ich mich in der Zeit hätte beweisen können. Und die Sache mit dem Volontariat wäre dann vielleicht etwas später passiert. So konnte ich eine Abkürzung nehmen, weil ich bei meiner Bewerbung eben nicht durchschnittlich aufgetreten war, sondern groß gedacht und entsprechend gehandelt hatte.

In den folgenden Monaten und Jahren lernte ich das journalistische Handwerk von der Pike auf. Beim *Mountainbike Rider Magazine* konnte ich alles machen: filmen, fotografieren, Interviews führen oder Fotostorys produzieren. Im Prinzip habe ich dort ausprobieren können, was ich später auch für meinen YouTube-Kanal gebrauchen konnte. Was mir an meiner Arbeit am meisten gefiel, war noch immer die Tatsache, dass ich mit meiner Leidenschaft, dem Biken, Geld verdienen und meinem Herzensthema eine Plattform geben konnte, aus der andere Leute einen Mehrwert für sich zogen. Es war eine megageile Zeit, aber irgendwann – mittlerweile war ich nicht mehr als Volontär, sondern als selbstständiger Redakteur beschäftigt – habe ich gemerkt: Alter, ich habe in drei Jahren kaum freigehabt! Außer für ein paar Metalcore-Konzerte, die ich damals mit meiner heutigen Frau

Liz organisiert hatte, habe ich immer nur gearbeitet. Die Konzerte waren geil und machten Spaß. Wirklich Freizeit waren sie aber nicht. Ich hatte in all der Zeit keinen richtigen Urlaub gemacht. Wenn meine Freunde im Sommer sagten, wir fahren jetzt für ein paar Tage irgendwo an den Strand oder biken, hatte ich nie Zeit. Schließlich mussten wir jeden Monat ein Magazin produzieren. An den meisten Wochenenden war ich auf irgendwelchen Bike- oder Hersteller-Events. Ich gab die ganze Zeit Vollgas. Tag und Nacht. Teilweise habe ich sogar im Büro gepennt, um meine Geschichten und Storys fertigzukriegen. War es anfangs noch cool, die Früchte seiner Arbeit jeden Monat in den Händen zu halten, wuchs mit der Zeit meine Unzufriedenheit. Ich hatte kein Leben mehr. Und wofür? Gefühlt machte ich laut Heftplan 70 Prozent von diesem Magazin allein. Als ich das Problem in der Redaktion ansprach, wurde ich abgewimmelt. Mir wurde klar: Wenn ich an meiner Situation etwas ändern wollte, musste ich mich selbst darum kümmern und eine Entscheidung treffen. Aber welche? Ich dachte mir: Statt mich Monat für Monat für andere aufzureiben, könnte ich doch direkt mein eigenes Magazin machen. Dieser Gedanke ließ mich nicht los. Ich dachte ständig daran, weil ich in dieser Zeit auch Liz, die noch heute meine Partnerin in Crime ist, längst kennengelernt hatte. Sie war Mediengestalterin, ebenfalls selbstständig, und sollte – wir waren gerade auf einer großen Bike-Messe – bei einem anderen Magazin meines Chefs einen Job bekommen. Ich wurde das Gefühl nicht los, dass es ihr genau wie mir ergehen würde. Dabei sahen wir uns – wenn überhaupt –

eh schon nur an meinen wenigen freien Tagen mitten in der Woche. Also schlug ich ihr vor: Ich will was Eigenes. Bist du dabei? Sie sagte Ja. Von jetzt auf gleich informierte ich das *Mountainbike Rider Magazine* über meinen Abschied und setzte alles auf eine Karte. Einerseits war es nicht leicht, da ich diesen Traum aufgeben musste, Teammitglied bei diesem coolen Magazin zu sein. Andererseits sah ich darin meine einzige Chance, mir meine Freiheit zurückzuholen.

Innerhalb von zwei Wochen haben Liz und ich uns einen Namen für unser Magazin überlegt, ein Logo entwickelt und ein Konzept gemacht, wie das Heft inhaltlich aussehen sollte. Uns fehlten nur noch ein Vertrieb und eine Druckerei und beides fanden wir. Nachdem wir so weit fertig waren, bin ich auf der Eurobike, der wichtigsten Bike-Messe in dem Jahr, diesmal im September, herumgegangen und habe mit den Herstellern gesprochen: Leute, ihr kennt mich noch vom MBR-Magazin. Ich mache jetzt ein eigenes Magazin und ihr wisst, was ich mache und wie ich es mache.

Mein erstes neues Magazin sollte im Dezember 2010 erscheinen und *6undZwanzig Gravity Mountainbike Magazin* heißen.

Wenn ich sage, dass ich ALLES auf eine Karte gesetzt habe, dann ist das wörtlich zu nehmen. Ich hatte zu dieser Zeit keine Rücklagen und – ich hatte schließlich meinen alten Job aufgegeben – keine großen laufenden Einnahmen mehr. Meinen Shop hatte ich bereits während meines Volontariats offline genommen, da es unmöglich gewesen war, beides – die Arbeit fürs MBR-Magazin und das Verschicken der Pakete – zu stemmen. Um über die Runden zu kommen und das erste Magazin zu finanzieren, verkaufte ich fast alle meine Bikes. Ein Freund meiner Mutter half mir, einen Kredit bei der Bank zu bekommen. Ich selbst war den Bankern nicht solvent genug. Mit 23 Jahren wollte ich mich mit einem eigenen Magazin gegen etablierte Verlage wie Delius Klasing mit seinem *bike*-Magazin stellen. Würde ich überhaupt Werbekunden überzeugen können? Würde ich mit meinem neuen Magazin eine relevante Reichweite aufbauen können? Um über die Runden zu kommen, jobbte ich halbtags als Fahrradkurier. Die andere Zeit kümmerte ich mich um das neue Magazin. Liz fuhr in dieser Zeit ebenfalls als Kurier und belieferte mit dem Auto Apotheken. Wir mussten damals jeden Monat gucken, dass wir überhaupt die Miete zahlen und Essen kaufen können. Es gab sehr oft Nudeln bei uns, die waren günstig und machten satt.

Dennoch hatte ich immer das Vertrauen, dass das mit dem Magazin funktionieren würde. Auf jeden Fall. Definitiv. Ich habe nicht dran gezweifelt. Und dieses Selbstbewusstsein habe ich wohl auch bei den ganzen Firmen rübergebracht, die ich als Werbekunden gewinnen wollte. Ich hätte sonst Tausende Euro pro Ausgabe an Werbeeinnahmen verloren. Am 16. Dezember 2010 war es so weit: Die erste Ausgabe des *6undZwanzig Gravity Mountainbike Magazins* erschien. Im Heft stellten wir die 4Crosserin Laura Brethauer vor. Wir zeigten Frank Schneider auf einem Downhill-Abenteuer. Wir waren auf den Filthy Trails, einem Bikepark in Belgien … Dazu gab es Produktvorstellungen und -tests, Rennberichte und natürlich ein Poster. Es zeigte die Silhouette eines Bikers im Sprung auf der Red Bull Rampage vor der untergehenden Sonne.

Die ersten vier Ausgaben – unser Magazin erschien alle zwei Monate – liefen immerhin so gut, dass genau die Kohle wieder reinkam, die wir brauchten, um das nächste Magazin zu drucken. Wir hangelten uns von Ausgabe zu Ausgabe. Dass wir dranblieben, hing auch damit zusammen, dass die Abonnentenzahl mit jeder neuen Ausgabe wuchs. Den Leuten gefiel unser Magazin. Die steigenden Abonnentenzahlen waren wiederum ein schlagendes Argument für die Werbekunden dranzubleiben. Nicht einmal, dass der Kurierdienst, für den Liz und ich halbtags arbeiteten, pleiteging, konnte uns aus der Bahn werfen. Genau zu dem Zeitpunkt erhielt ich das »unmoralische« Angebot von *Canyon*, bei ihnen eine Stelle als Online-Redakteur anzutreten. Der Gründer von *Canyon*, Roman Arnold, setzte mit seinem Unternehmen Hunderte Millionen im Jahr um und bot mir den Job persönlich an. Ich lehnte ab, obwohl mir der Job sichere Einnahmen gebracht hätte. Aber was wäre aus meinem Magazin geworden? Also heuerte ich bei *Canyon* zwar nicht als Online-Redakteur, dafür jedoch als Schrauber im Schichtdienst an. So konnte ich entweder frühmorgens oder spätabends Fahrräder zusammenschrauben und mich die andere Hälfte des Tages ums Magazin kümmern. Drei Monate zog ich das durch. Teilweise habe ich bei *Canyon* auf Toilette E-Mails fürs Magazin beantwortet. Was für eine wilde Zeit. Ausgabe 5 unseres Magazin war dann der Game Changer: Die Abo-

Zahlen waren stabil und wir hatten endlich genügend Werbekunden gewonnen, die Anzeigen bei uns schalteten. Von da an war klar, dass wir von unserem Magazin leben können. Wow!

Ich kam mir vor wie in einem Traum. Ich weiß noch, wie ich damals von Norco Bikes eine Einladung nach Kanada für eine Pressereise bekommen habe, auf der die Firma ihre neuen Räder vorstellen wollte. Ich dachte: Alter, wie geil ist das denn? Ich habe hier unser eigenes Magazin und werde deswegen nach Kanada eingeladen, wo ich schon immer hinwollte. Kanada war schließlich das Mekka der Mountainbike-Freeride-Szene. Und ich darf dahin, ich darf zwei Wochen lang Fahrrad fahren, die Bikes auf Herz und Nieren testen und bekomme sogar den Flug und alles andere bezahlt? Irgendwie hatte sich wieder alles so gefügt, wie ich es nicht besser hätte planen können. Mein und Liz' Einsatz hatten sich absolut gelohnt und uns dahin gebracht, wo wir sein wollten. Wie zuvor konnte ich meiner Leidenschaft nachgehen und damit meinen Lebensunterhalt bestreiten. Und: Ich war mein eigener Herr. Ich arbeitete für mich und konnte für mich selbst entscheiden. Acht ganze Jahre lang betrieben Liz und ich unser Magazin. Doch bereits in dieser Zeit sollten sich zwei andere Fäden meines Lebens zu einem neuen Knoten zusammenfügen.

2013, drei Jahre nach dem Start des Magazins, das mittlerweile nicht mehr 6undZwanzig sondern nur noch *Gravity Mountainbike Magazine* hieß, da 26-Zoll-Räder aus der Mode gekommen waren, hatte ich meine ersten Bike-Sponsoren an Land gezogen. Zusammen mit meinem Freund Jannik Hammes hatte ich das Team All2Ride gegründet. Zusammen unternahmen wir Bike Trips, die uns zum Beispiel in die USA und eigentlich um die ganze Welt führten. Auf diesen Trips fotografierten wir uns gegenseitig bei Sprüngen und Tricks. Die Reportagen verbreiteten wir in Fachzeitschriften in aller Welt. Das war Faden Nummer eins. Faden Nummer zwei war YouTube. Parallel entstand in dieser Zeit mit der neuen Videoplattform ein für mich sehr spannendes Medium. Ich hatte schon immer Spaß an Videos – logisch, dass ich das Ganze ausprobierte. Ich schaute die Videos von Fahrern aus aller Welt und fütterte meinen eigenen YouTube-Kanal mit Material von meinen Trips. Es dauerte nicht lange, bis ich feststellte, dass YouTube *das* Medium war, für das ich brannte. Ich konnte mir sogar vorstellen, unser Magazin von Print komplett auf online umzustellen. Für mich lagen die Vorteile auf der Hand: Bike-Tests im Videoformat, Interviews im Videoformat, Eventberichte im Videoformat. Die Videos wären viel aktueller und die Leute müssen nicht immer – wie bei einem Printmagazin – zwei Monate drauf warten, neue Geschichten zu erfahren und neue Bikes und Produkte in Augenschein nehmen zu können. In meinen Augen war Video viel geiler für mich und die »Leser«, die durch YouTube zu Zuschauern wurden.

Während ich in die YouTube-Welt hineinwuchs, spielte auch das Bike-Sponsoring eine immer wichtigere Rolle in meinem Leben. Als Liz 2017 mit unseren Zwillingstöchtern schwanger war, stand ich vor der Entscheidung: Magazin oder Biken und YouTube? Beides zusammen würden wir nicht mehr schaffen. Ich horchte in mich hinein und merkte bald: Warum soll ich eigentlich dieses Magazin weitermachen? Das gab es doch nur, um auf irgendeine Art und Weise vom Biken leben zu können. Ich wollte einfach nur den ganzen Tag Fahrrad fahren oder mich mit Bikes beschäftigen. Das machte und macht mich glücklich. Mit dem Bike-Sponsoring und meinem YouTube-Kanal würde sich daran nichts ändern. Also nahm ich diese beiden Fäden in die Hand und spann sie weiter. Ich wollte mir niemals vorwerfen lassen, dass ich es nicht wenigstens versucht hätte, obwohl ich die Möglichkeit dazu hatte. Ein weiterer Aspekt bestärkte mich außerdem bei dieser Entscheidung: Ohne die Abgabetermine fürs Magazin würde ich maximal frei sein. Ich könnte mit meiner Familie permanent reisen und viel Zeit mit ihr verbringen. Klar gab es auch ein großes Risiko, weil ich für meine Videos körperlich dauernd an meine Grenzen gehen musste. Dennoch habe ich die Entscheidung nie bereut.

Im Grunde genommen bin ich immer nur meinem Herzen gefolgt, ich habe – wenn ich etwas erreichen wollte – immer hart dafür gearbeitet. Und dafür wurde ich am Ende belohnt. Finanziell oder aber mit neuen Möglichkeiten, meine Leidenschaft umzusetzen. Doch selbst wenn es diese Belohnungen nicht gegeben hätte, hätte ich diesen Weg eingeschlagen. Es ging mir schließlich nie darum, etwas zu gewinnen oder viel Geld zu verdienen. Ich wollte Dinge *machen,* auf die ich eben Lust hatte. Hätte ich gemerkt, dass es nicht klappt, obwohl ich mich maximal reinhänge – und es gab genügend kleinere oder größere Rückschläge in meinem Leben –, hätte ich mich über die Lektion gefreut und weitergemacht. Ich bin mir sicher, dass ich dann in etwas anderem aufgegangen wäre. Ich wäre dann in meinem Leben zu etwas anderem geführt worden, was mich jedoch ebenfalls erfüllt hätte.

Was mir wichtig ist: Ich bin eben nicht irgendein Managertyp oder Workaholic, der einen Job macht, auf den er keinen Bock hat, nur weil er Kohle bringt. Geld war nie meine Motivation. Mein Erfolg resultiert daraus, dass ich alles mit Herzblut gemacht habe. Dafür bin ich unendlich dankbar. Denn ich weiß, wo ich hergekommen bin. Als ich bei meinem allerersten Bankgespräch war, um einen Kredit für mein Magazin zu bekommen, hat mich die Bankberaterin nicht einmal angeschaut. Ich brauchte damals für die erste Ausgabe 15 000 Euro. Es gab während des gesamten Gesprächs keinen Blickkontakt zwischen ihr und mir. Ihr Respekt mir gegenüber war gleich null. Sie hat nur festgestellt, dass ich gar keine Qualifikation und nicht studiert hätte. Wie soll so jemand ein Magazin machen? Die Lady war so krass von oben herab und hat alles infrage gestellt, was ich in dem Gespräch erzählt habe. Sie glaubte mir nicht, dass ich die Fahrer oder die richtigen Fotografen kenne. Das war das respektloseste Gespräch, das ich jemals erlebt habe. Zum Glück half mir ein Bürge, den Kredit zu bekommen. Der Witz dabei ist, dass ich Jahre später von derselben Bank mehrfach zu irgendwelchen Weihnachtsveranstaltungen eingeladen worden bin. Nachdem ich anfing, ordentlich Geld zu verdienen und für Umsätze zu sorgen, gehörte ich für diese Bank plötzlich zur Crème de la Crème der Unternehmer in Koblenz. Wer's braucht ...

Gehe ich heute zur Bank, wollen die mir immer irgendeinen Kredit oder eine Sonderleistung oder ein Investment andrehen, weil meine Bonität so gut ist. Darüber kann ich nur lachen. Das ist so ein krasser Kontrast zu diesem allerersten Gespräch, wo mir noch nicht mal in die Augen geschaut wurde. Dieser Erfolg ist für mich der größte Mittelfinger, den ich allen zeige, die mir nichts zugetraut haben, die weder an meine Träume noch an mich als Person geglaubt haben, die meine Vorhaben belächelt haben.

Früher in der Schule war ich zwar beliebt, auf der anderen Seite hat jedoch kaum einer verstanden, was ich neben der Schule alles gemacht habe. Wenn wir auf Partys bei einem Kumpel waren, habe ich irgendwann halt seinen Rechner angemacht und die Verkäufe in meinem Shop gecheckt. Keiner meiner Mitschüler hatte eine Vision oder diese Leidenschaft, die mich vorwärtsbrachte. So wie ich heute sage, dass mein Lebensweg scheinbar vorgezeichnet war, war es der meiner Mitschüler und Mitschülerinnen aber auch. Denn sie machten das, was ihre Eltern ihnen sagten. Sie studierten, um dann einen sicheren Job zu bekommen. Die meisten von ihnen haben alles von ihren Eltern finanziert bekommen: Im Studium brauchten sie keinen Nebenjob. Sie waren es gewohnt, dass sie nie für ihr Geld arbeiten mussten. Ich bin nicht neidisch darauf. Das sei jedem gegönnt. Aber dieses permanente Behütetsein, die Tatsache, dass sich jemand niemals herausfordert oder aus der Komfortzone bewegt, führt am Ende zu einer ganz eigenen, eher trägen Mentalität. Wenn du nicht musst, dann bewegst du dich auch nicht beziehungsweise ist die Wahrscheinlichkeit, dass du dich bewegst, sehr gering.

So sehr ich dankbar dafür bin, wie sich mein Leben entwickelt hat, so vertraut bin ich auch mit der Schattenseite des Erfolges. Was ich damals bei meiner ersten Bewerbung bereits im Kleinen erlebt hatte, sollte mir später auch immer wieder im Großen begegnen: Neid. Viele fragen sich, warum ausgerechnet jemand wie ich erfolgreich ist. Verbunden mit dem Zusatz, dass ich das alles nicht verdient hätte. Ich habe tatsächlich erlebt, wie ein Freund einmal zu mir sagte: »Du, Fabio, ich muss dir mal bei Instagram entfolgen. Ich halte das nicht aus, wie viel Spaß du am Tag hast.« Ein anderer Kumpel, der auch vom Biken lebt, hat mal zu mir gesagt, als ich ihn auf die plötzlich komische Stimmung zwischen uns angesprochen hatte: »Ey, Fabio, ich muss dir sagen, ich weiß, du bist ein übelst korrekter Typ und wir kennen uns schon so lange. Und ich habe ein schlechtes Gewissen, das zu sagen, aber ich könnte jedes Mal kotzen, wenn ich sehe, was du dauernd für einen Erfolg hast, welche Sponsoren du jetzt wieder hast und wie dein Leben läuft.« – Ich könnte jedes Mal kotzen. Das hat er wortwörtlich so gesagt. An solchen Momenten hatte ich zu knabbern, weil ich mir dachte: Krass, Alter, es ist völlig egal, wie sehr du dich bemühst, einen guten Charakter zu zeigen, wie respektvoll du mit Menschen umgehst, es ist scheißegal. Sobald Neid durchkommt, zählt das alles nicht. Mittlerweile ist mir bewusst geworden, dass nicht ich das eigentliche Problem bin. Neidische Menschen sind unzufrieden mit sich selbst. Damit wir uns nicht falsch verstehen: Jeder ist bestimmt mal für einen Moment neidisch und denkt sich vielleicht, das will ich auch haben. Der Unterschied ist nur: Wer es ernst meint und eine Sache wirklich haben will, der macht sich auf den Weg, um sie zu bekommen. Wer dagegen in seiner Unzufriedenheit gefangen ist, empfindet andere Menschen nicht als Inspiration, sondern gönnt ihnen ihren Erfolg nicht.

Ich werde nie verstehen, warum man nicht mit dem zufrieden ist, was man hat. Warum fangen Leute nicht an, ihr Leben zu ändern, wenn sie unzufrieden sind? Generell finde ich es schwierig, dass sich Menschen andauernd miteinander vergleichen und dabei Urteile übereinander fällen. Jeder bringt andere Voraussetzungen mit – Schwächen wie Stärken –, auf deren Basis er sein Leben gestalten kann. Menschen, die ihre Zeit mit permanenten Schwanzvergleichen verbringen und stets darum kämpfen, immer den größten zu haben, damit konnte ich niemals etwas anfangen. Ich will *für mich* erfolgreich sein und nicht *gegen* andere oder auf Kosten anderer.

Daher fand ich es zum Beispiel schade, dass mein Ex-Chef beim *Mountainbike Rider Magazine* meinen Abschied nicht als Erfolg für seine Ausbildung sah, sondern erst mal richtig sauer auf mich war. Klar konnte ich verstehen, dass mein Chef und auch einige Kollegen über meine Entscheidung nicht glücklich waren. Aber ich selbst habe nie ein böses Wort über mein altes Magazin verloren oder herumerzählt, dass ich alles besser machen würde. Im Gegenteil. Die Tatsache, dass mein alter

Chef immer mal wieder einen Spruch in meine Richtung geschickt hat, habe ich als Lob und Anerkennung angesehen. Jahre später – Anfang 2018 – haben wir uns dann auch ausgesprochen. Er hatte mich angeschrieben und gemeint, dass er über die Zeit nachgedacht habe und dass er gerne mal mit mir reden würde. Als wir uns dann getroffen haben, haben wir Frieden miteinander geschlossen. Bis heute habe ich mit ihm immer mal wieder Kontakt. Das freut mich, denn ich verdanke ihm viel. Und das sage ich ihm auch immer, wie dankbar ich für die Zeit beim Magazin bin. Zusätzlich zu dem Input, wie man Magazine macht und Geschichten erzählt, hat er mir gezeigt, dass man seinen eigenen Weg gehen kann. Schon bevor ich zu seinem Magazin gekommen war, war er durch das, was er machte, eine Inspiration für mich.

Um wirklich erfolgreich zu sein, ist es meiner Meinung nach wichtig, dass man sein Thema findet. »Was ist dein Warum im Leben?« lautet häufig die Frage von Motivations- und Lebenscoaches. Man kann diese Frage aber noch ein bisschen weiterdenken und herausfinden, worin man selbst auch ein Experte ist. Ich glaube, jeder ist ein Experte in irgendwas und jeder hat wirklich irgendeine Leidenschaft, mit der er die Zeit vergisst. Wenn du dieses Thema gefunden hast: Versuch einen Job daraus zu machen! Dieser Schwerpunkt muss nicht einmal ewig derselbe bleiben. Bei mir fing es beispielsweise mit dem Biken an, in den letzten Jahren wurde das Outdoor- und Abenteuer-Thema stärker und stärker. Oder die MMA-Geschichte, die sich durch meine Leidenschaft für den Kampfsport entwickelt hat. Doch was bei allen Themen immer gleich geblieben ist: Auch wenn ich 12 Stunden am Tag gearbeitet habe, habe ich den »hustle« eigentlich gar nicht als Mühe empfunden. Anders hätte ich die letzten Jahre wahrscheinlich auch niemals durchstehen können. Ich glaube, deswegen sind auch so viele Leute so unzufrieden, weil sie im falschen Thema stecken. Sie machen etwas, das eigentlich gar nicht ihrer wahren Leidenschaft entspricht, wodurch ihnen auch der innere Antrieb fehlt.

Falls du auch eine gewisse Unzufriedenheit in dir trägst, die einfach nicht verschwinden will, bitte ich dich, stell dir folgenden Fragen und beantworte sie ehrlich: Kennst du eigentlich dein Thema? Beschäftigst du dich jeden Tag mit den Dingen, die dir wirklich am Herzen liegen? Falls nicht: Finde dein Thema! Und wenn du es gefunden hast, füttere jeden Tag deinen Mutwolf, um deine Angst zu überwinden, loszulegen. Hauptsache machen. Du hast nur dieses eine Leben. Du solltest es nicht damit verbringen, darauf zu warten, dass du endlich genug Geld hast, um das zu machen, was du wirklich gern machen möchtest. Leg einfach los. Auch im Kleinen. Und iss halt ein paar Monate lang Nudeln. Und sicherlich wirst du in der Folge auch manchmal scheitern. (Ich kann mich zum Glück nicht an die Zahl der Fehlversuche vor meinem ersten erfolgreichen Backflip erinnern.) Scheitern gehört zum Leben dazu. Aber jede Minute, die du mit etwas verbringst, das du wirklich liebst, ist eine gewonnene Minute, ist ein Erfolg in deinem Leben.

Erfolg bringt jedoch auch Dinge mit sich, an die ich mich erst gewöhnen musste und mit denen ich lernen musste umzugehen. Zum Hype um meine Person gehört mittlerweile auch, dass ich täglich erkannt werde. Egal, wo ich bin. Es gibt Leute auf der Autobahn, die mir zuhupen, weil sie mich erkennen. Ich werde im Supermarkt angesprochen, mitten auf der Straße, im Kino, im Restaurant oder sogar auf der Toilette. Es gibt keinen Ort, an dem ich nicht angesprochen werde. Das geht seit Februar 2017 so. Ich weiß es noch so genau, weil ich damals zusammen mit Freunden in einem Bikepark gefahren bin. Wir kamen da an, steigen aus und plötzlich kommt einer auf mich zu und will ein Autogramm und ein Foto. Und dann kam noch einer. Und noch einer. Es wurden immer mehr. Da wusste ich selbst nicht, was abgeht. Im ersten Moment war mir das sogar ein bisschen unangenehm. Auch meine Freunde staunten nicht schlecht. In diesem Moment habe ich das erste Mal realisiert, was eine Community ist. Die Klick- und Viewer-Zahlen unter meinen Videos waren nicht einfach nur Statistiken. Dahinter stecken echte Menschen. Auch wenn es manchmal anstrengend ist, wenn Leute zum Beispiel das nötige Gespür für Privatsphäre vermissen lassen, wenn ich gerade mit meiner Familie unterwegs bin, bedeutet mir ihr Zuspruch viel. Wenn ich die glückliche Aufregung sehe, wenn Leute zitternd vor mir stehen, oder wenn sie sich einfach nur freuen, mich kennenzulernen, dann gibt mir das viel. Viele Menschen wollen auch einfach nur ein gemeinsames Foto, andere schreiben mir lange Briefe mit ihrer halben Lebensgeschichte. Das berührt mich und ich merke: Hey, krass, irgendwie hat das, was ich mache, einen Einfluss auf andere, es motiviert sie. Es bewirkt etwas in ihrem Leben. Ich hample also nicht einfach nur vor der Kamera herum. Wenn das kein Erfolg ist.

Kraft

Wie stark bist du?

Ich war nie jemand, der auf dem Schulhof eine Rauferei angefangen hat oder der Mitschüler herumgeschubst hat. Andere Menschen zu drangsalieren oder meine Machtposition durch meine Kraft ausnutzen? Das war und ist mir noch heute fremd. Allerdings bin ich auch jemand, der Auseinandersetzungen eben nicht aus dem Weg geht. Schon in der Grundschule führte diese Eigenschaft dazu, dass andere in mir einen Beschützer sahen. Da hieß es dann: »Fabio, da wird jemand verhauen. Kannst du uns helfen?« Klar konnte ich, denn ich fand es wichtig, für andere einzustehen. Aus großer Kraft wächst große Verantwortung, heißt es so schön. Doch beides kann man nur entwickeln, wenn man sich seiner Stärken und Schwächen bewusst ist.

Kennst du deine Stärken und Schwächen?

Zu meinen Stärken gehört es, dass ich motiviert bin loszulegen. Das Machen ist meine Superkraft. Doch obwohl ich noch nie einen Businessplan geschrieben habe – weder für mein Magazin noch für mein Modelabel oder meine Eisdiele –, laufe ich nicht einfach blind drauflos, wenn ich eine Idee vor Augen habe. Bei jedem meiner Projekt brauche ich das Gefühl, eine Marschroute dafür zu haben, wie meine Vision funktionieren kann. Dabei berücksichtige ich auch die Hindernisse, die sich mir in den Weg stellen. Doch statt an ihnen zu verzweifeln, sammle ich meine Kräfte, stürze mich auf die Probleme und versuche, sie aus dem Weg zu räumen. Es wäre für mich ein Horror, wenn ich erst einen Businessplan schreiben oder eine Strategie überlegen müsste, welches Vorgehen denn nun das Beste ist. Dann wird häufig der Businessplan oder die Strategie auch noch in Meetings mit Experten besprochen, die einem die ganze Zeit erklären, warum etwas nicht funktionieren wird oder wie groß die Risiken sind. Diese Experten verbringen ihr ganzes Leben mit Plänen und Strategien, haben aber noch keine einzige davon in die Tat umgesetzt. Die Zeit, die dabei verloren geht, wäre für mich die reine Quälerei.

Ich kann mich auch noch gut an die Überraschung und den Unglauben der anderen *7 vs. Wild*-Teilnehmer erinnern, als sie bei der Vorstellung der Ausrüstung meine zwei Gegenstände – Messer und Feuerstahl – sahen. Ich wurde sogar gefragt, ob ich wüsste, worauf ich mich da einlasse und ob ich so etwas schon mal gemacht hätte. Nö, hatte ich nicht. Aber ich war sicher, dass das schon irgendwie funktionieren wird. Mir hätten auch vorher lange Erklärungen oder Einweisungen nicht geholfen. Mit Theorie kann ich einfach null anfangen. Deshalb war ja auch die Schule so schlimm für mich.

Zu meinen Stärken neben dem Loslegen zählt definitiv auch mein Durchhaltevermögen. Ich gebe nicht so schnell auf. Allerdings zeigt sich an dieser Eigenschaft auch, dass eine Stärke dir nicht immer nur guttut. Mitunter führt mein Durchhaltvermögen nämlich dazu, dass ich mich erst viel zu spät darum kümmere, eine bestimme Situation zu verbessern. Während meiner Zeit bei *7 vs. Wild* war ich zum Beispiel so sehr darauf fokussiert, die Kälte auszuhalten, dass ich zu keinem Zeitpunkt auf die Idee kam, meine Klamotten zum Beispiel mit Fichtenzweigen auszustopfen, um eine zusätzliche Isolierschicht zu haben. Ich hätte mir vielleicht auch einen anderen Unterschlupf bauen können. Ich hätte noch andere Optionen gehabt. Aber daran habe ich gar nicht gedacht, weil ich eben so ein großes Urvertrauen in meine Fähigkeit habe durchzuhalten. Auch bei meinen 100-Kilometer-in-24-Stunden-Märschen habe ich zum Beispiel irgendwann gemerkt, dass sich die Vaseline an meinen Füßen trocken gelaufen hat. Ich wusste sofort: Oh, da wird sich jetzt eine Blase bilden. Doch statt eine Pause zu machen, den Fuß zu versorgen und zu pflegen, denke ich in solchen Momenten: Lauf einfach weiter, das schaffst du schon, halt einfach durch. Ich habe ein sehr großes Vertrauen in mich, meinen Körper und meine Leistungsfähigkeit. Die Folge: Ich friere halt ein paar Tage am Stück. Oder laufe Kilometer um Kilometer mit Schmerzen an den Füßen. Optimal ist das noch nicht.

Mein »Problem« dabei ist, dass ich mir immer sage: Mein Plan B ist, dass Plan A funktioniert. Ich finde einen Plan B gefährlich. In meinen Augen schadet ein Plan

B meinem Plan A. Mit einem Plan B hat man immer schon eine Ausrede in der Tasche. Sobald sich Plan A als schwierig oder anstrengend erweist, lässt ein Plan B die Zweifel wachsen. Misstrauen lenkt jedoch zu sehr ab. Es verhindert, dass du deinen Fokus behältst und durchziehen kannst. An dieses Prinzip glaube ich noch immer, daher gibt es bei mir keinen Plan B.

Allerdings arbeite ich daran, dass ich bei besonderen Hindernissen, die sich mir in den Weg stellen, nicht mehr nur blind durchhalte, sondern früher reagiere. Damit mir das gelingt, muss ich meinen Fokus von meinem Plan A – zum Beispiel *7 vs. Wild* sieben Tage lang durchziehen oder 100 Kilometer in unter 24 Stunden am Stück zu marschieren – auf das konkrete Problem oder Hindernis legen. Mein Anspruch ist, viel eher zu hinterfragen, ob ich das Problem, das mich auf meinem Weg zum Ziel nervt, nicht vielleicht auch anders lösen kann. Ich weiß, dass ich das bisher eher wenig mache, weil es mich Zeit und Energie kostet. Aber beides sind eine gute Investition in mich selbst und in meinen Fokus auf meinen eigentlichen Plan. Erst wenn ich alle Möglichkeiten ausgeschöpft habe, bleibt mir nichts anderes übrig, als weiter auf meine Stärke, das Durchhaltevermögen, zu setzen, um mein Ziel zu erreichen.

Eine weitere Stärke, die gleichzeitig auch eine Schwäche ist, ist meine Empathie. Ich bin sehr hilfsbereit und gutmütig. Wenn ich mit jemandem streite und derjenige entschuldigt sich bei mir, ist die Sache für mich gegessen. Das haben nicht wenige meiner »Freunde« gemerkt und ausgenutzt. Obwohl sie mich immer wieder übervorteilt haben, habe ich mich nicht von ihnen gelöst, sondern es wiederholt geschehen lassen. Erst als ich erwachsen war, habe ich reflektiert, warum das so ist. Ich habe dieses Verhalten in meiner Kindheit gelernt. Meine Mutter hatte mir dieses Verhalten vorgelebt. Sie hat meinem Vater jeden Tag verziehen, obwohl er sich furchtbar verhalten hatte. Ich habe daher nie richtig gelernt, wenn ich schlecht behandelt worden bin, denjenigen zur Verantwortung zu ziehen oder gar einen Schlussstrich unter unsere Freundschaft zu ziehen. Ich habe Freunden oder Bekannten immer viel zu schnell verziehen. Es war ja – genau wie nach den Ausrastern meines Vaters – nach einer Entschuldigung oder Erklärung alles wieder gut. Das Verhalten meiner Mutter habe ich viel zu lange nachgeahmt und bin damit oft auf die Schnauze gefallen. Doch auch daran arbeite ich und ich bin in den letzten Jahren bereits besser geworden. Erkenntnis ist immer der erste Schritt Richtung Besserung.

Neben der psychischen Kraft spielt physische Kraft eine große Rolle für mich. Mit einem gesunden, starken Körper kann ich natürlich ganz andere Sachen erleben, aushalten, erreichen, als wenn ich mich nicht um meinen Körper kümmern würde, um ihm zu helfen, gesund zu bleiben. Dabei geht es mir nicht darum, irgendwelche Rekorde oder Bestleistungen aufzustellen. Mir ist wichtig, dass ich mit meinem Körper das machen kann, was ich machen will. Das müssen nicht unbedingt 100 Backflips hintereinander mit dem Bike sein, wie ich sie 2018 geschafft habe. Einfach, um auszuprobieren, ob ich es überhaupt schaffe und wie es sich anfühlt. Ich mag es zum Beispiel auch, dass ich meine beiden Kinder easy tragen kann. Wenn sie irgendwie Hilfe brauchen oder mir sagen, dass sie auf meinen Arm wollen, kann ich sie eben auch eine längere Zeit tragen. Es ist schön zu sehen, dass sie darüber auch mal ganz happy sind und sich freuen, dass sie so einen starken Papa haben. Deshalb soll ich auch weiterhin schön trainieren gehen, sagen sie immer.

Mit einem guten Training, mit Bewegung oder körperlicher Betätigung allgemein verbinde ich auch das Gefühl von Wohlbefinden. Habe ich ein paar Tage nicht trainiert, fühle mich sofort unwohl, da ich spüre, wie sich so eine Lappenhaftigkeit, wie ich es immer nenne, in meinem Körper breitmacht.

Wie gesagt, habe ich mich als Kind schon immer viel bewegt und sportlich betätigt. Mit elf oder zwölf Jahren habe ich dann angefangen, ohne jegliche Vorkenntnis jeden Tag Liegestütze und Sit-ups zu machen. Das habe ich dann auch knallhart durchgezogen, bis ich Anfang zwanzig war. Es kam vor, dass ich nachts um halb eins aufgewacht bin und dachte: Oh fuck, ich habe meine Sit-ups und meine Liegestütze vergessen! Und dann hab die schnell noch gemacht. Das war für mich super wichtig und hat mir dabei geholfen, mir Disziplin anzueignen. Ich habe mein Programm selbst dann durchgezogen, wenn es mir nicht gut ging oder ich angeschlagen oder krank war. Ich weiß nicht mehr genau, mit wie vielen Liegestützen ich angefangen habe, aber mein Ziel war es natürlich, immer mehr zu machen als an den Tagen davor. Das hat nicht immer geklappt, aber mit der Zeit bin ich auf 300 bis 400 Liegestütze am Tag gekommen.

Bei den Sit-ups waren es am Ende zwischen 700 und 1000, die ich über den ganzen Tag verteilt gemacht habe. Dass ist schon krass, aber eben auch, wie bei allen anderen Sachen in meinem Leben, das Ergebnis jahrelanger harter, disziplinierter Arbeit.

Damit, dass ich locker ein paar Hundert Liegestütze am Tag machen kann, bin ich als Jugendlicher nicht hausieren gegangen. Ich habe das für mich gemacht und nicht, um anzugeben oder mich über andere zu stellen. Ich dachte auch nie, wenn ich dies oder jenes kann, finden mich andere toll, dann werde ich geliebt. Ich hatte einfach Bock drauf, an meinem Körper zu arbeiten. Dinge zu tun, weil man hofft, dafür von anderen respektiert zu werden, ist einer der gefährlichsten Irrwege, die ein Mensch einschlagen kann. Wer immer versucht, den Erwartungen anderer zu entsprechen, findet nie zu sich und zu seinen eigenen Stärken.

So richtig bewusst wurde mir das unter anderem in der Zeit, in der meine Freunde anfingen, regelmäßig feiern zu gehen und Alkohol zu trinken. Ich selbst trinke keinen Alkohol – weder damals noch heute. Ich habe einfach keine Lust darauf. Mir schmeckt das nicht, ich will gesund sein und ich habe keinen Bock, mir selbst zu schaden und dafür auch noch Kohle auszugeben. Außerdem ist es Zeitverschwendung, den nächsten Tag den Kater kurieren zu müssen. Für meine Freunde gehörte das Trinken halt einfach dazu. Die haben gesoffen und sich dem Gruppenzwang ergeben. Für sie gehörte es einfach dazu, weil es alle machten. Weil es *normal* war. Nur ist normal eben nicht automatisch richtig oder gut. Ich finde, jeder muss selbst entscheiden, wie er mit seinem Körper umgeht. Mir gibt der Alkohol nichts. Das geht mir auch mit anderen Drogen so. Ich habe nie irgendwas ausprobiert, nie gekifft, weil ich auch nie das Bedürfnis danach hatte. Entsprechend habe ich es konsequent gelassen. Allerdings ist diese Konsequenz immer wieder auch mit unangenehmen Erfahrungen verbunden.

Heute kommt es immer häufiger vor, aus Prinzip oder gesundheitlichen Gründen keinen Alkohol zu trinken. Auf Alkohol zu verzichten ist zum Glück immer alltäglicher geworden. In meiner Jugend war das noch anders. Wer nicht trank, wurde angeguckt, als wäre er ein Exot, und musste sich rechtfertigen. Dabei war ich nie missionarisch unterwegs. Ich bin nie aktiv auf Leute zugegangen und habe auch nie jemanden zugetextet von wegen: Hey, warum trinkst du denn? Das ist doch schlecht für dich. So wie ich für mich selbst entscheide, soll jeder und jede das auch für sich tun. Immer wieder habe ich jedoch erlebt, dass sich Leute angegriffen gefühlt haben, weil ich bei Wasser blieb. Ich stand auf Partys, habe etwas zu trinken angeboten bekommen, habe dankend abgelehnt und plötzlich war die Stimmung im Keller. Plötzlich war ich der Böse, weil mir die Leute, obwohl ich überhaupt nichts gesagt hatte, unterstellt haben, ich sei etwas Besseres. Mitunter kamen diesbezüglich sogar Sprüche in einem sehr feindseligen Ton.

Ich finde es krass, wie Gruppendynamik in solchen Situationen funktioniert und wie schwach die Gesellschaft teilweise ist, das Anderssein zu akzeptieren. Wie unzufrieden müssen Menschen mit ihrem Leben sein, dass sie etwas tun, von dem sie wissen, dass es ihnen schadet? Und wenn sie jemandem begegnen, der das nicht macht, dann wird er zum Feind, weil er ihnen den Spiegel vorhält. Klar, wenn alle trinken, dann fragt keiner nach den Gründen. Aber wenn einer nicht trinkt, dann steht da plötzlich eine neue Möglichkeit im Raum. Denn wenn jemand nicht trinkt, könnten alle anderen sich ja auch so entscheiden. In diesem Moment ist die Frage, Alkohol zu konsumieren, keine Frage des Gruppenzwangs mehr. Sie wird zu einer persönlichen Entscheidung. Man kann sich nicht mehr mit dem Argument der »Normalität« der Gruppe aus der Verantwortung stehlen. Ich glaube, dass diese unbewusste Erkenntnis – ich entscheide mich selbst zu trinken und ich bin zu schwach, um Nein zu sagen – die Leute so fertigmacht.

Obwohl ich bereits als Jugendlicher sehr gut trainiert war, wurde ich meist unterschätzt. Ich bin eher schlank und trug auch immer weite Klamotten, da fielen meine Muskeln nicht so auf. Ich kann mich noch gut daran erinnern, wie mir eine Klassenkameradin aus irgendeinem Grund den Bauch abgetastet hat und voll erschrocken war, dass ich ein Sixpack hatte. Ich war das gewohnt, denn ich war ja immer der Nette. Und in unserer Gesellschaft werden das Nettsein oder Freundlichkeit leider oft mit Schwäche gleichgesetzt. Sobald jemand nett und nicht permanent im Dominanzmodus ist, wird ihm weniger zugetraut als den selbst ernannten Alpha-Persönlichkeiten, die sich permanent auf die Brust trommeln und mit ihrer Kraft hausieren gehen, um auch ja Aufmerksamkeit zu bekommen.

Training ist für mich Stress. Das Wohlbefinden kommt bei mir immer erst später. Bevor ich also den Kopf wirklich freibekomme, bin ich megakonzentriert und angespannt. Ich trainiere auch nicht mit dem Fokus, Dampf abzulassen oder meine Energie loszuwerden. Mein Fokus beim Training liegt immer darauf, dass ich mich weiterentwickeln will. Ich versuche bei jedem Training, das Beste aus mir herauszuholen. Dabei schaffe ich es, wirklich an meine Grenzen zu gehen. Es gibt ein Video, in dem ich mein MMA-Training dokumentiere, in dem zu sehen ist, wie ich vollkommen zusammenbreche. Wir hatten das Sparring und hundert andere Übungen schon durch. Während des Trainings hatte ich mir auch noch eine Rippe geprellt und war entsprechend fertig. Mein Trainer sah das anders und ließ mich noch eine Übung machen, bei der ich mich an einem Thera-Band hochziehen musste. Mein Trainer hängte sich dabei als Zusatzgewicht an mich dran. In einer Szene sieht man einfach nur, wie mir das Band aus den Händen gleitet und wir beide zusammen auf den Boden purzeln. Das sieht lustig aus, war aber die Folge eines kompletten Muskelversagens in meinen Händen. Ich konnte meine Finger nicht mehr um das Band schließen. Meine Muskeln waren vollkommen am Ende und hatten mich einfach im Stich gelassen. Zum Glück hält diese Kraftlosigkeit nicht lange an. Wenn ich mir vorstelle, ich müsste so mein ganzes Leben verbringen, ohne mich irgendwo festhalten oder vernünftig bewegen zu können ... der Horror! Erst ein paar Monate später stellte sich übrigens heraus, dass meine Rippe nicht nur geprellt, sondern sogar gebrochen war.

Ich achte bei meinen Übungen stets auf die genauen Bewegungsabläufe und eine saubere Ausführung. Das ist auch mit ein Grund, warum ich beim Training nicht abschalten kann. Ich bin hoch konzentriert, um ja keine Fehler zu machen. Insbesondere mein MMA-Training war für mich nicht nur eine körperliche Herausforderung, sondern auch eine enorme Anstrengung für meinen Kopf. Beim Techniktraining beim Ringen oder Jiu-Jitsu kann ich nicht chillen. Sonst würde ich die meiste Zeit auf der Matte verbringen. Das gilt auch fürs Sparring, wo ich schauen muss, was der Gegner macht, wie er sich bewegt, wo ich reingehen oder wie ich auf seine Angriffe reagieren kann.

Auch beim Biken kann ich nicht abschalten. Wenn ich Sprünge mache oder schnelle Abfahrten und schnelle Kurven fahre, darf ich mir keine Fehler erlauben. Für den Kopf ist das ebenso anstrengend wie für den Körper. Allerdings ist es eben auch nicht gesund, dass ein Körper dauernd unter (Trainings-)Stress steht. Pausen müssen sein. Doch die fallen jemandem wie mir, der immer Hummeln im Hintern hat, schwer.

Im Moment versuche ich mir bewusst Pausen zu schaffen, in denen ich abschalten kann. Das ist ausgerechnet beim Zocken der Fall. Wie viele andere bin ich mit Games groß geworden. Aber mein Tatendrang und die Lust, mich zu verbessern, haben irgendwann dazu geführt, dass ich das Zocken als riesige Zeitverschwendung empfunden habe. Ich dachte, die Stunden, die ich am Computer verbringe, kann ich ja in mein echtes, in mein wahres Leben stecken. In der Zeit kann ich ein besserer Kämpfer werden, ich kann stärker werden, ich kann in meine Halle gehen und irgendwelche Tricks mit dem Fahrrad üben … eigentlich ein richtiger Gedanke. Allerdings kann er eben auch dazu führen, dass Trainings- und Erholungsphasen zu sehr aus der Balance geraten.

Seit ein paar Wochen habe ich mir angewöhnt, dass ich mich abends ganz bewusst hinsetze, die Konsole anschalte und zocke. Ich habe gemerkt, dass mir das guttut, weil es eine der wenigen Beschäftigungen ist, bei der ich keine Verantwortung spüre. Beim Training habe ich die Verantwortung, Bestleistungen zu erbringen. Wenn ich mit meinen Kindern unterwegs bin, habe ich natürlich Spaß, aber Kinder haben ja immer auch Bedürfnisse, die gestillt werden müssen. Dafür bin ich als Vater mitverantwortlich. Im Business muss ich wie jeder und jede andere Leistung bringen und habe entsprechend Druck. Bei meinen Abenteuer-Trips habe ich die Verantwortung für mich selbst, dass ich mich nicht verletze und dass nichts schiefgeht, weil ich unachtsam bin.

Beim Zocken dagegen muss ich nichts erreichen. Es gibt kein Ziel. Daher stellt sich bei mir dann auch dieses Schulferiengefühl ein. Kannst du dich daran auch erinnern? Diese Fülle an Tagen, die frei waren. An denen du nichts tun musst, außer du hast Bock drauf. Und wenn du gar nichts tust, ist das auch in Ordnung. Genau dieses Gefühl, keine Verpflichtungen zu haben und einfach etwas völlig Sinnloses zu tun, das kann ich echt nur beim Zocken genießen. Selbst wenn ich ein Buch lese, schalte ich nicht so ab wie mit einem guten Game.

Dass ich eine Pause brauche, merke ich manchmal daran, dass ich einfach auch mal tagsüber einschlafe.

Während meiner intensiven MMA-Trainingsmonate ist mir das auch einmal passiert. Ich hatte am Vortag eine super anstrengende Trainingseinheit und hatte dann entschieden, dass es an dem Tag sinnlos ist zu trainieren, weil ich so ultraplatt war. An dem Tag ist Liz mit den Kindern in die Stadt gefahren, sodass ich allein zu Hause war. Und dann bin ich einfach auf der Couch eingeschlafen. Nicht einfach nur so für ein Mittagsschläfchen von 30 Minuten oder ein Power Nap, sondern für mehrere Stunden. Mein Körper hat das in dem Moment offensichtlich gebraucht. Ich finde überhaupt, dass wir uns in unserem Leben mehr von unseren eigenen Rhythmen leiten lassen sollten. Besser finde ich es, wenn ich ein intaktes Körpergefühl entwickle, das mich leitet. Ob das nun beim Training, beim Schlafen oder aber auch beim Essen ist. Ich glaube, dass unsere Körper sehr viel flexibler sind, als immer nur im gleichen Rhythmus zu funktionieren. Früher, als der Mensch noch in Wäldern gelebt hat, war es ganz normal, dass er mal einen Tag oder zwei Tage lang nichts gegessen hat. Oder es gab nur einmal am Tag etwas zu essen. Stephan Pütz, der MMA-Kämpfer, schafft sogar das Intervallfasten, obwohl er zwei Einheiten am Tag trainiert. Der trinkt morgens nur einen Saft mit Nährstoffen, geht ins Training und nachmittags haut er sich dann innerhalb von drei Stunden 5000 oder 6000 Kalorien rein. Das funktioniert für ihn.

Meine Einstellung zu einer gesunden Ernährung wurde bereits in meiner Schulzeit geprägt. Nach der Schule habe ich Mittag bei meiner Oma gegessen, die immer frisch gekocht hat. Es gab viel Gemüse, vieles davon aus unserem Garten. Es gab auch immer einen Obstteller, der auf dem Tisch stand. Und natürlich gab es auch Fleisch. Im Zuge des BSE-Skandals war meine Mutter einmal eine Zeit lang Vegetarierin, aber das zog sie nicht durch. Ein Highlight meiner Kindheit waren die Besuche bei einem Freund, dessen Eltern eine Fritteuse hatten. Wenn wir nach der Schule zu ihm gingen, gab es bei ihm frisch frittierte Pommes mit Ketchup und Bockwurst dazu. Das waren Sachen, die es bei mir zu Hause so nie gab. Wir hatten auch kein Nutella zu Hause. Dafür pumpte mich meine Oma mit Ovomaltine voll. Schließlich stand da auf der Verpackung, dass da viele wichtige Nährstoffe drin seien, obwohl es sich im Großen und Ganzen nur um Zuckerpulver handelt. Meiner Oma war das egal. Durch ihre Fürsorge blieb bei mir zumindest die Botschaft hängen, dass Ernährung wichtig ist und dass die richtige Ernährung einem guttut.

Wirklich auseinandergesetzt habe ich mich mit dem Thema Ernährung allerdings erst mit Anfang 20. Ich lernte, welche Vitamine wirklich wichtig sind, was Makronährstoffe sind und warum man die nicht vergessen sollte. Heute achte ich sehr auf meine Ernährung, ohne jedoch ein Fanatiker zu sein. Ich hau mir jeden Morgen Kurkuma und Zink rein. Wenn mal keine Zeit zum Kochen ist, dann gibt es bei uns auch Pizza. Ich versuche in Sachen Ernährung auch für meine Kinder – ich habe Zwillingstöchter – ein Vorbild zu sein und ihnen eine gesunde Ernährung vorzuleben. Wenn wir zum Beispiel zusammen einen Saft mit Rote Bete und Staudensellerie pressen, haben die darauf auch Bock. Manchmal werden meine Bemühungen aber auch von anderen torpediert. Normalerweise würde es bei uns keine Süßigkeiten geben. Aber irgendwann hat die Oma natürlich angefangen, ihnen Schokolade oder andere Sachen zu geben. Dabei sind sie natürlich auf den Geschmack gekommen. Im Supermarkt fragen meine Kinder auch mal nach einem Überraschungsei. Ich sage dann konsequenterweise Nein und erkläre ihnen, warum ich das mache: Ich möchte, dass ihr gesund seid. Ich mache das nicht, um euch zu ärgern. Für einen Moment bin ich dann natürlich der böse Papa. Damit muss ich leben. Natürlich weiß ich, dass es Spaß macht, ein Stück Schokolade zu essen. Das verwehre ich meinen Kindern auch nicht. Aber ich finde, das muss nicht täglich sein. Man sollte sich immer bewusst sein, was man da tut.

Interessanterweise merke ich an den Gesprächen mit ihnen hinterher oft, dass meine Botschaft ein Stück weit bei den Kindern angekommen ist. Wenn die beiden zum Beispiel sehen, dass ich mir einen Protein-Shake mache, dann fragen sie, was das ist und warum ich das trinke. Ich erkläre es ihnen und meine Beweggründe dazu. Daraus sind manchmal schon spannende Gespräche entstanden, etwa wenn meine Kinder plötzlich nachfragen, warum man eigentlich alt wird. Und warum man stirbt. Ich versuche ihnen dann zu vermitteln, dass wir alle irgendwann sterben, aber dass wir durch eine vernünftige Ernährung, durch viel Bewegung und Verzicht auf Alkohol oder Zigaretten unsere Chancen auf ein gesundes Leben erhöhen. Ich bin jetzt schon gespannt, wie meine Kinder mit dem Thema umgehen, wenn sie eines Tages autonom sind und ihre eigenen Entscheidungen treffen. Aktuell finde ich es erst mal schön, dass sie sehen, was man alles essen kann, dass Ernährung so vielfältig sein kann. Das ist das Allerwichtigste.

Seit 2005 verzichte ich auf Fleisch – rein aus ethischen Gründen. Ich habe immer sehr gerne Fleisch gegessen. Als ich mich jedoch intensiver mit dem Thema Ernährung beschäftigt habe, habe ich mich auch mit den Umständen der Fleischproduktion auseinandergesetzt, Stichwort Massentierhaltung und Billigfleisch. Das möchte ich nicht unterstützen und habe für mich die Konsequenzen gezogen. Über einen Zeitraum von drei Jahren habe ich sogar vegan gelebt. Aber das war superschwer umzusetzen, vor allem auf den Reisen. Wenn man irgendwo am Flughafen steht oder sich an der Tankstelle etwas holen muss, sind die Angebote ganz ohne tierische Produkte zumindest in entlegeneren Gegenden noch immer begrenzt.

Ich kann mich noch gut an ein Erlebnis bei einem Mountainbike-Event im Winter in Österreich erinnern. Da bin ich in eine Hütte rein und habe gefragt, ob es auch etwas Vegetarisches zu essen gäbe. Der Wirt hat mich nur angeschaut und in seinem österreichischen Dialekt zu mir gesagt: »Im Winter wächst kein Gras.«

Meine Konsequenz in Sachen Fleisch bekommen auch meine Freunde zu spüren. Wenn es heißt: Kannst du mal einen Döner oder eine Pizza Salami mitbringen, kaufe ich beides nicht. Damit steigere ich nur die Nachfrage und somit das Angebot. Sorry, dann könnte ich mir gleich selbst Fleisch kaufen.

Was mir beim Thema Kraft und Gesundheit mitunter ein wenig schwerfällt, ist die Einstellung von Liz. Sie ist jetzt nicht so sportlich veranlagt wie ich. Wir gehen zwar ab und an zusammen Fahrradfahren, aber Liz würde jetzt nicht mehr auf die Idee kommen, mit mir in einem Gym zu trainieren. Früher, als wir noch näher zur Stadt gewohnt haben, sind wir dagegen noch regelmäßig zusammen in ein Fitnesscenter gegangen. Zu sehen, dass Liz nicht so sehr auf ihre Gesundheit bedacht ist, ist nicht leicht für mich, weil ich immer daran denken muss, dass eines Tages Konsequenzen folgen werden. Mir ist klar, dass wir alle älter werden. Doch die Frage ist nicht, ob wir älter werden, sondern wie.

Dass sich jemand nicht in gewisser Art und Weise um seinen Körper kümmert, kann ich nicht nachvollziehen. Neben meiner Motivation, die ich für mich selbst habe, sehe ich für mich zum Beispiel ja auch eine Verantwortung meinen Kindern und meiner Frau gegenüber. Wenn ich fit und gesund bin, werde ich auch mit 50 noch mit meinen Kindern immer irgendwohin in den Bike-Urlaub fahren können und mit ihnen coole Momente erleben können. Ich kann für sie da sein. Kümmere ich mich nicht um mich, haben sie vielleicht irgendwann einen kranken Vater, der nicht so alt wird oder dem alles zu anstrengend ist und der nichts mehr mit ihnen unternehmen kann.

Während es mich bei anderen nicht so sehr juckt, dass sie nicht auf ihre Gesundheit achten, ist das bei Liz anders. Es ist nicht so, dass sie besonders ungesund leben würde. Sie ist da einfach sehr viel entspannter als ich und nicht so hinterher. Ich zum Beispiel esse auch mal Sachen, die mir nicht schmecken, einfach weil ich weiß, dass sie mir guttun. Das würde sie nicht tun. Es heißt ja, dass der Mensch, der dich liebt, zugleich dein größter Bewunderer und dein größter Kritiker ist. So ist das auch bei uns beiden, wenn es um das Thema Gesundheit und Sport geht. Dabei meine ich das nicht böse. Ich möchte halt einfach nur mit meiner Frau alt werden und mit ihr noch viel erleben. Mittlerweile habe ich gelernt, dass dieses Thema immer zwischen uns stehen wird, so lange wir zusammen sind. Manchmal ist das zum Haareraufen, weil die Lösungen mitunter so einfach und banal sind. Etwa wenn sie Kopfschmerzen bekommt, weil sie über den Tag verteilt zu wenig Wasser getrunken hat. Zu sehen, dass sie mehr für sich und ihre Gesundheit tun könnte, schmerzt mich manchmal. Aber Schmerzen gehören zum Leben nun mal dazu. Die Frage ist nur, wie du damit umgehst.

Schmerz

Was erträgst du?

Milzriss, fünffacher Trümmerbruch am Handgelenk, Rippenbruch ... Mit Schmerzen kenne ich mich wirklich aus. Ich weiß nicht, wie oft ich mit dem Bike gestürzt bin. Die meisten Male waren die Folge zum Glück nur Schürfwunden statt Krankenhausaufenthalten.

Eine meiner schlimmsten Schmerzerfahrungen hatte ich jedoch nicht etwa beim Biken, beim Kampfsport oder bei meinen Outdoor-Abenteuern, sondern in einem Moment, in dem ich nie im Leben damit gerechnet hätte: beim Tätowieren. Das einzige Mal, wo mir in meinem Leben schlecht vor Schmerzen wurde, wo ich wirklich dachte, dass ich mich gleich übergeben muss, war, als ich am Knie tätowiert wurde. Die Session dauerte mehr als sechs Stunden. Ich habe dabei geschwitzt wie ein Schwein und bin fast durchgedreht. Hinterher hat mich der Tätowierer zwar noch gelobt, dass ich das so gut durchgestanden hätte, aber ich dachte nur: So muss sich Folter anfühlen. Ich meine, ich hatte danach Tätowier-Sitzungen an meinem Rücken, die locker acht Stunden gedauert haben, da bin ich zum Teil eingeschlafen. Selbst für das Tattoo an meinen Hals habe ich nicht so sehr leiden müssen. Für das Bild auf meinen Knie habe ich dagegen mit den krassesten Schmerzen meines Lebens bezahlt. Schon komisch, aber das Schmerzempfinden ist eben auch immer eine individuelle Angelegenheit.

Nun, Schmerzen gehören zu dem, was ich mache, dazu. Es ist nicht so, dass ich gerne Schmerzen habe oder mich gerne quäle. Es ist vielmehr so, dass ich gelernt habe, mit Schmerzen umzugehen und den Schmerz mitunter zu überlisten. Das habe ich beim Biken gelernt, als ich mal wieder richtig hart auf den Ellenbogen gestürzt war. Ich hatte eine dicke Prellung, mir war die Luft weggeblieben und ich konnte nur noch ein Stöhnen von mir geben. In diesem Moment spukten auf einmal in meinem Kopf die folgenden Fragen herum:

Was ist eigentlich Schmerz?

Und wer sagt mir, dass ich Schmerz als negativ erleben muss?

Je länger ich über Schmerzen und meine Erfahrungen damit nachdachte, desto klarer wurde mir, dass Schmerz immer aus zwei Komponenten besteht. Erstens aus dem körperlichen Schmerzsignal und zweitens aus seiner Verarbeitung im Gehirn. Vielleicht kennst du diesen Moment beim Trainieren, in dem man bereits vollkommen leer ist und denkt, dass man gleich kollabiert. In genau diesem Moment wirst du plötzlich von deinem Coach angefeuert und gepusht: »Du bist ein Fighter. Du bist ein Krieger. Los. Weiter. Und noch mal.« Und während er so schreit, macht es klick in deinem Kopf, und obwohl deine

Muskeln brennen und zittern, bekommst du wirklich plötzlich wieder Luft und machst tatsächlich noch ein paar Wiederholungen. Selbst wenn dein Körper dir sagt, dass er nicht mehr kann, ist da durch deinen Kopf immer noch etwas zu holen. Bis deine Muskeln wirklich versagen und du endgültig zusammenbrichst. Dennoch ist Schmerz, wenn du es richtig anstellst, immer eine Frage der Perspektive.

Ich habe zum Beispiel gemerkt, dass es mir hilft, mich auf die zeitliche Perspektive zu fokussieren.

Nehmen wir diese besagte Tätowier-Session. Ich sagte mir währenddessen immer wieder: Selbst wenn ich aktuell furchtbare Schmerzen habe, weiß ich, dass diese nach sechs Stunden vorbei sein werden. Oder nehmen wir einen Kampf, der auf 3 Runden à 5 Minuten angesetzt ist. Auch hier ist absehbar, wann er und die damit verbundenen Schmerzen vorbei sind. Die zeitliche Perspektive ist für mich immer so etwas wie das Licht am Ende des Tunnels. Bei der Finish Brutality, einem physisch extrem herausfordernden Schieß- und Action-Wettbewerb, hat mir das auch geholfen. Obwohl ich dort krasse Schmerzen hatte und bereits vollkommen am Ende war, habe ich immer wieder gedacht, dass ich mich *nach* der Aktion um meine Schmerzen kümmern werde. Sobald die Sache *vorbei* ist, werde ich die Schmerzen zulassen, aber nicht *währenddessen*. Es war dann auch genauso, dass mein Körper, sobald ich mit allem durch war, komplett abgebaut hat. Das ist krass zu erleben. Denn in dem einen Augenblick rennst und schießt du noch in der Gegend herum und im nächsten bist du nicht mehr in der Lage, deine Arme über den Kopf zu heben.

Bei ebendiesem Abenteuer in Finnland hat mir noch ein anderer Trick geholfen, meine Schmerzen beiseitezuschieben. Vielleicht hast du den krassen Motivationsspruch der US-Marines ja schon mal gehört: *Pain is weakness leaving the body*. Bei der Finish Brutality habe ich mich mit genau diesem Leitsatz auch immer wieder gepusht. Ich trug eine schusssichere Weste mit so Platten drin, die sehr schwer war und meine Rückenmuskulatur entsprechend malträtiert hat. Irgendwann hat sich mein Rücken so angefühlt, als würde er oberhalb der Lendenwirbel durchbrechen. Es war die Hölle. Natürlich wollte ich nicht aufgeben. Also habe ich den Schmerzsignalen meines Körpers einen anderen Gedanken anbei gestellt: Mein Körper mag jetzt vor Schmerzen wehtun, aber er wird nach dieser Tortur auf jeden Fall stärker sein. Schmerz ist Schwäche, die deinen Körper verlässt. Daran glaube ich wirklich. Ich wusste, dass ich diese Rückenschmerzen nur habe, weil ich aktuell noch zu schwach im Rücken bin. Doch nach dieser Quälerei werden sich neue Muskeln bilden und ich werde stärker als zuvor sein. Selbst wenn es nur ein Prozent ist. Mit diesem Blick auf den Schmerz gebe ich ihm einen Sinn. Der Schmerz ist eine Notwendigkeit, um meine Ziele zu erreichen, deshalb ertrage ich ihn leichter.

Wie gesagt, Schmerzen gehören zu dem, was ich mache, dazu. Über die Jahre ist er für mich daher nicht einfach nur ein Gefühl, sondern eher sogar eine Art Kumpel geworden, zu dem ich eine ganz eigene Beziehung entwickelt habe. Mein Kumpel Schmerz und ich leben dabei in einer ewigen Battle, die ich auf jeden Fall für mich entscheiden möchte. Sobald er auftaucht, kitzelt er in mir einen besonderen Kampfgeist wach. Und Trashtalk gibt es natürlich auch: Was bist du denn für ein Lappen? Ist das alles, was du draufhast? Das sollen Schmerzen sein? Ich spür gar nichts. Du hast mir gar nichts zu sagen, mein Lieber. Halt einfach dein Maul. So rede ich in solchen Momenten innerlich mit meinem imaginären Kumpel und ziehe daraus die Kraft weiterzumachen.

Den richtigen Umgang mit Schmerzen zu lernen ist ein Prozess, auf den man sich einlassen muss. Es gibt da draußen ja sehr viele Motivations-Gurus, die mit 1000 schlauen Mindset-Sprüchen und Tu-dies-dann-passiert-das-Bla-bla-bla unterwegs sind. Sie reden, als könne man Einstellungen wie einen Lichtschalter an und ausknipsen. So einfach ist es nicht. Wenn ich von einem Prozess spreche, dann meine ich damit, dass du dich durch eigene Erfahrungen immer tiefer in ein Thema einarbeitest, auch in das Thema Schmerzen. Mir ging es zum Beispiel bei meinen Versuchen, 100 Kilometer in 24 Stunden am Stück zu marschieren, so. Diese langen Märsche sind in den letzten Jahren zu beliebten Challenges geworden. Als ich mich einmal mit meinem Freund Fritz Meinecke darüber unterhielt und er erzählte, dass er es nicht geschafft hatte, wurde ich hellhörig. Wenn Fritz das nicht auf Anhieb schafft, musste es sich wirklich um eine spannende Challenge handeln. 2017 hatte er sich mit Bommel und SurvivalMattin, die wie ich später ja auch bei *7 vs. Wild* dabei waren, an die Herausforderung gewagt. Allerdings wollte der Körper von Fritz an diesem Tag nicht mitspielen, sodass er bei etwa der Hälfte der 100 Kilometer nach zehn Stunden abbrechen musste. Bommel und SuvivalMattin schafften es zwar noch ein paar Kilometer weiter, aber auch nicht ins Ziel.

100 Kilometer in 24 Stunden? Die Challenge gefiel mir sofort. Sie klang so griffig und in meinen Ohren eigentlich nicht so schwer. Ich wollte von Fritz dann auch gar keine Tipps und großen Erklärungen, sondern mich einfach ins Abenteuer stürzen. Genau das habe ich dann auch gemacht. Mit meinem 15-Kilo-Rucksack und Militärboots machte ich mich mitten im Winter auf den Weg. Die Strecke, die ich mir ausgesucht hatte, lag vorwiegend auf Asphalt, was natürlich auch ein Riesenfehler war. Es kam, wie es kommen musste: Meine Sehnen entzündeten sich dermaßen krass, dass ich irgendwann nur noch in Gänseschritten gehen konnte. Nach 65 Kilometern war Schluss für mich. Nichts ging mehr. Ich hatte die falsche Ausrüstung. Ich war nicht ausreichend vorbereitet. Und hatte auch keine Optionen mehr auf ein vernünftiges Schmerzmanagement. Nach den Füßen, die komplett hinüber waren, war der Schmerz zusätzlich in mein Knie geschossen. Der Abbruch war in diesem Fall die richtige Entscheidung. Die nächsten 14 Tage konnte ich nicht laufen und auch nicht richtig biken. Hinterher stellte sich heraus, dass sich meine Patellasehne im Knie entzündet hatte. Begünstigt wurde die Entzündung durch ein angerissenes Kreuzband ein Jahr zuvor, mit dem ich sogar noch ein paar Biketrips für Sponsoren gemacht habe, statt mich

zu schonen. Mit der Entzündung hatte ich noch Monate zu kämpfen.

Genau diese Aussicht war es auch gewesen, die mir die Entscheidung aufzuhören in dieser Situation »leichter« gemacht hat. Wer mich kennt, weiß: Aufgeben ist für mich der Horror. Für mich gibt es eigentlich nichts Schlimmeres, als aufzugeben. Ich weiß, dass das, was ich tue, mitunter draufgängerisch wirkt. Für mich ist es das jedoch nicht, denn ich überlege genau und entscheide bewusst, welche Risiken ich eingehe. Ich weiß gar nicht, wie oft meine Mutter – nachdem ich ihr mal wieder von einem neuen Plan erzählt hatte – mich gefragt hat: »Junge, hast du dir das denn auch gut überlegt?« Ja, habe ich. Sogar sehr genau. Ich muss und will mir zu jeder Zeit bewusst sein, was ich für ein Risiko eingehe. Beim Marsch war ich bereit, das Risiko einzugehen, herausfinden, wie weit ich ohne Vorbereitung komme. Hätte ich damals jedoch den Marsch durchgezogen und die Schmerzen weiter ertragen, wäre ich eben nicht mit neuer Stärke belohnt worden. Es war abzusehen, dass mich die sich abzeichnende Verletzung längere Zeit außer Gefecht setzen würde. Und das bedeutet in meinen Leben: kein Training, kein Sport, keine Videos, kein Geld verdienen. Dieses »neue« Risiko, das während des Marsches erst entstanden ist, war mir in diesem Moment dann jedoch einfach zu hoch. Auch weil ich wusste: Ich kann diese Challenge immer wieder antreten. Es handelte sich dabei nicht um einen Once-in-a-lifetime-Moment. Auch das habe ich schon erlebt, dass ich mit einem Freund, Jannik Hammes, beim Biken in Frankreich war und wusste: Okay, was wir jetzt machen werden, ist krass gefährlich. Aber an diesen entlegenen Spot kommen wir eben auch nicht so schnell wieder. Und wenn ich das jetzt hier nicht mache, dann werde ich das vielleicht niemals in meinem ganzen Leben machen können. In solchen Momenten bin ich das Risiko, mich zu verletzen, wiederum bewusst eingegangen. Bei einem 100-Kilometer-Marsch, den ich im Grunde jeden Tag starten kann, muss ich das nicht.

Ich habe dennoch nicht gern offene Rechnungen. Nachdem ich bei zwei weiteren Versuchen auf den 100 Kilometern aufgrund von Krankheit und körperlichen Beschwerden ausgebremst worden war, hat es dann im vierten Versuch endlich geklappt. Unter anderem auch deshalb, weil ich genügend Learnings aus den drei Fehlversuchen mitgenommen hatte und mit jedem Versuch ein bisschen besser geworden war. Ich hatte gelernt, dass unter anderem die Temperatur eine wichtige Rolle spielt und die richtigen Schuhe und Socken. Mir war durch die 100-Kilometer-Challenge jedoch auch bewusst geworden: Oh Mist, meine Füße, die benutze ich gar nicht so oft, das ist ja doof. Und deswegen fängt es bei so einer krassen Belastung eben auch an wehzutun. Damit das nicht wieder passiert, sollte man seine Füße idealerweise erst ein bisschen trainieren, bevor man sich in so ein Abenteuer stürzt. Wie gesagt, der richtige Umgang mit Schmerzen ist wie vieles andere im Leben ein Prozess.

In Situationen, die ich gut kenne, kann ich Schmerzen mittlerweile sehr gut ausblenden. Zum Beispiel 2019 als ich mir das Handgelenk gebrochen habe. Auf einem Musikfest wurde ich schon beim Einfahren bei einem Frontflip bei der Landung durch die gepolsterte Landungszone rausgehebelt und knallte seitlich auf einen Asphaltparkplatz. Ich wusste sofort, dass meine Hand gebrochen ist, und habe es der umstehenden Crew auch gesagt. In dem Video, dass es von dem Vorfall gibt, sieht man, wie ich nach dem Aufschlag – statt andere oder die anwesenden Sanitäter um Hilfe zu bitten – mir erst einmal selbst helfe. Ich laufe ein paar Schritte und atme tief ein und aus, um mit dem Schmerz klarzukommen. Ich musste in dem Moment sogar die Sanitäter kurz wegschicken, die schon gedrängelt haben, weil sie sich meine Hand anschauen wollten. Währenddessen war ich jedoch schon bei der Analyse und Verarbeitung des Sturzes. Der Bruch bedeutete für mich mehrere Monate Zwangspause. Im Krankenhaus stellte sich raus, dass das Gelenk 5-fach gebrochen war. Es wurde in einer OP mit 18 Schrauben und 3 Platten fixiert. Auf die zweite Operation, bei der Schrauben und Platten wieder entfernt wurden, folgte die Quälerei bei der Reha.

Es gibt jedoch nicht nur körperliche Schmerzen, sondern auch seelische Schmerzen. Diese Form des Schmerzes hat mich das erste Mal so richtig erwischt, als ich mich von meiner allerersten Freundin getrennt habe. Die Zeit war auch deshalb so intensiv, weil ich damals noch nicht gelernt hatte, mich von Menschen zu trennen, die mir nicht guttun. Der endgültigen Trennung war eine monatelange ungesunde On-off-Beziehung vorangegangen.

Auch Trauer kann unheimlich wehtun. 2021 hat es mich komplett erwischt, als ich meinen Hund Pan einschläfern lassen musste. Einen solchen tiefen seelischen

Schmerz hatte ich zuvor noch nie gespürt. Vier Tage lang habe ich nur geheult. Ich dachte, nie wieder in meinem Leben lachen zu können. Der absolute Worst Case war dabei, dass es der Ärztin nicht gelingen wollte, die Injektion zu setzen. Sie musste 18 Mal die Spritze ansetzen. Es funktionierte so schlecht, weil Pan Rollvenen hatte. Mitansehen zu müssen, wie er sich quält, war grauenvoll. Selbst als er eigentlich schon wegdämmerte, hatte er noch Schmerzen, die ihn aufheulen ließen. Was für ein absoluter Albtraum. Pan litt mit seinen neuneinhalb Jahren an einem Nierenschaden, der nicht operabel war.

Mir ist es wichtig, dem Schmerz, wenn er da ist, direkt ins Gesicht zu schauen und mich mit ihm auseinanderzusetzen. Das gilt für körperlichen wie für seelischen Schmerz. Ich ignoriere ihn nie. Ich mache meinem Schmerz lediglich klar, dass es gerade kein guter Moment ist, aber ich sage ihm auch, dass seine Zeit kommen wird und ich ihn zulassen werde. Ich halte nichts davon, ihn zu verdrängen. Verdrängung hilft niemals dabei, eine Sache zu verarbeiten und wieder ins Reine zu kommen. Man kennt ja diesen Klassiker, jemand trennt sich, hat Beziehungsschmerz und trinkt erst mal eine Flasche Wein. Hinterher ist er so benebelt, dass er den Schmerz nicht mehr spürt oder gar vergessen hat. Das Problem: Wenn man etwas nicht verarbeitet hat, wenn man sich nicht damit auseinandersetzt, wird es später immer wieder hochkommen. Ich hatte daher auch kein Problem damit, vier Tage lang um meinen Hund Pan zu weinen. Von dieser heftigen Reaktion war ich selbst überrascht. Sie zeigte mir aber auch, wie wichtig mir der Hund geworden war. Nachdem ich mich leergeweint hatte, ging es mir besser. Allerdings trage ich seitdem das Gefühl in mir, dass mir etwas fehlt. Ich spüre so eine gewisse Leere in mir und vermisse ihn bis heute. Aber ich komme klar und denke voller Liebe an ihn. Ich bin sicher, dass, wenn ich diese Trauer nicht zugelassen hätte, ich noch heute Probleme mit seinem Tod hätte.

Mein Wille, Schmerzen zu zulassen, geht sogar so weit, dass ich normalerweise auch keine Schmerztabletten nehme. Selbst im Krankenhaus nach meinen OPs habe ich die Tabletten immer in die Schublade getan. Ich mache das nicht, weil ich denke, dass ich so super tough bin, sondern weil ich der Überzeugung bin, dass Schmerzen eben auch einen Sinn haben. Es gibt einen Grund, warum sie da sind. Der Körper kommuniziert mit mir durch Schmerzgefühle. Er sagt mir zum Beispiel: Beweg dich nicht in die Richtung, weil da geht dann irgendwas kaputt. Mitunter nimmt man dann eine Schonhaltung ein, um bestimmte Schmerzen zu vermeiden. Dauert sie zu lange an, entstehen mitunter wieder an anderen Stellen Schmerzen, da Muskeln oder Sehnen plötzlich ganz anders beansprucht werden. Unsere Körper sind schon faszinierende Maschinen. Mir ist dieses unverfälschte, klare Körpergefühl wichtig. Es ist mit ein Grund, warum ich nie Alkohol oder andere Drogen genommen habe. Ich will immer einen klaren Kopf haben und auch in schwierigen Situationen wissen, dass ich ich selbst bin.

Eine Ausnahme in Sachen Schmerztabletten habe ich lediglich gemacht, als ich mir in der Vorbereitung für meinen Amateur-MMA-Kampf 2019 relativ früh eine

Rippenprellung zugezogen hatte, deren Heilung sich über mehrere Wochen hinzog. Die Tabletten waren notwendig, damit ich überhaupt trainieren konnte, also Kicks aushalte oder beim Sparring die schnellen Bewegungen oder die Bodenwürfe mitmache. Zudem hatte mir mein Trainer erklärt, dass ich auch an meine Entzündungswerte denken müsse und die Tabletten auch dabei eine Hilfe seien.

Auch ich lerne in Sachen Schmerzen immer wieder neu dazu. Zum Beispiel wie sehr Kälte wehtun kann. Die Situation bei *7 vs. Wild* in Schweden war zum Beispiel eine vollkommen andere, als wenn ich jetzt ein Eisbad mache. Da weiß ich, dass die Kälte am Anfang wie tausend Nadeln in meinen Körper sticht und vorübergeht. In Schweden hatte ich das Problem, dass ich drei Tage lang komplett nass war. Hinzu kam die Kälte und das Kaloriendefizit. Der Körper hatte keine Energie mehr, um Wärme zu produzieren. Obwohl ich den ganzen Tag Feuerholz gesammelt hatte, hatte ich Angst, dass es mir nachts ausgehen würde. Ich konnte daher nicht nur wegen der Kälte schlecht schlafen, sondern auch, weil ich ständig aufschreckte, um zu sehen, ob die Kohle noch glüht. In der Nacht in dieser Gegend Holz zu sammeln war mir zu gefährlich, denn überall gab es Felsspalten oder Steine, die mit Moos bewachsen und entsprechend rutschig waren. Ich musste also ausharren. Ich lag auf meinem einigermaßen warmen Stein, bis ich feststellte, dass mir gleich meine Jacke abfackelt. Ich musste mich umlegen. Dann wurden zwar meine Beine warm, aber mein Oberkörper kalt. So ging es hin und her. Ich war durch die Schmerzen und das ganze Drumherum in permanenter Alarmbereitschaft. All das zusammen ergab eine fiese Kombination aus körperlichen, aber auch psychischen Schmerzen, wie ich sie zuvor noch nicht erlebt hatte. Wie auch? Ich fragte mich ständig: Wann ist das alles vorbei? Wann hört es auf? Wie komme ich hier raus? Und wusste keine Antworten. Doch genau diese Grenzerfahrung hatte ich ja gesucht. Sie sind nun mal meistens Schmerzerfahrungen. Im Falle von *7 vs. Wild* mündeten diese Erfahrungen in dieser krassen Unterkühlung, bei der ich gegen die Stimmen in meinem Kopf ankämpfen musste, die mir einflüsterten, dass ich einfach die Augen zumachen solle und die Kälte und alles andere würden aufhören. Ich bin noch heute der Überzeugung, dass, wenn ich diesem Flüstern nachgegeben hätte, ich nicht mehr von allein aufgewacht wäre.

Seit ich Vater bin, versuche ich auch meinen Kindern einen vernünftigen Umgang mit Schmerzen beizubringen. Wer selbst Kinder hat, kennt vielleicht dieses Phänomen, dass Kinder auf einen Schmerz erst mal gar nicht reagieren, sondern ihre Reaktion von der Reaktion ihrer Eltern abhängig machen. Zeigen sich die Eltern erschrocken, fangen sie an zu weinen. Zeigen sich die Eltern dagegen cool und reagieren ohne Drama mit einem Hoppala oder einem Lachen, wenn sie hinfallen, stecken die Kinder den Schmerz meist weg, ohne zu weinen.

Wenn meine Kinder hinfallen oder sich wehtun, reagiere ich daher meist mit einem Lächeln und mache einen Spruch wie: »Cooler Trick. Hast du gut gemacht. Komm, High Five.« Ich mache das, damit meine Kinder keine Angst vor Schmerzen entwickeln. Würden sie das tun, könnte das dazu führen, dass sie weniger aktiv und unternehmenslustig sind, das fände ich schade. Ich erinnere mich an eine Situation, da ist meine eine Tochter mit dem Bike auf dem Pumptrack gestürzt und hatte sich tatsächlich die Lippe blutig geschlagen. Sie hat geweint und geschluchzt, aber ist – nachdem ich sie getröstet hatte – gleich wieder aufs Bike und hat direkt weitergemacht. Darüber habe ich mich sehr gefreut. Sie war damals erst zweieinhalb und ich fand das so tapfer von ihr.

Damit wir uns nicht falsch verstehen. Ich möchte den Schmerz meiner Kinder nicht kleiner machen, als er ist. Aber eben auch nicht größer. Wenn etwas passiert, bekommen sie immer die Aufmerksamkeit, die notwendig ist. Wir schauen uns die Verletzung oder die verletzte Stelle an und kümmern uns darum. Ich nehme meine Kinder und ihre Bedürfnisse ernst. Ich bin mir aber eben auch bewusst, dass ich meine Kinder lenken kann. Ich weiß, dass sie von Liz und mir lernen können, wie man mit Scherzen unserer Meinung nach richtig umgeht. Die Einstellung, dass Schmerzen eben auch mal dazugehören und etwas sind, das vorübergeht, halte ich für sehr wichtig. Sie ist eine der Voraussetzungen dafür, dass man auch mal bereit ist, sich zu quälen und sich durchzubeißen. Ich glaube und hoffe, dass meine Kinder es mit so einer Einstellung im Umgang mit Schmerzen später im Leben einmal leichter haben werden.

Bock

Was treibt dich an?

An welche Tage wirst du dich erinnern, wenn du später einmal auf dein Leben zurückschaust? Es werden sicher nicht die Tage sein, an denen du früh ins Bett gegangen bist. Oder nach einem Tag im Büro, der wie jeder andere war, am Abend Filme geschaut hast. Es werden die Tage sein, an denen du Risiken eingegangen bist, an denen du über dich hinausgewachsen bist, an denen du Dinge geschafft hast, die du dir zuvor vielleicht selbst nicht zugetraut hast. Es werden Tage sein, an denen du Dinge zum ersten Mal gemacht hast, vielleicht auch gescheitert bist und traurig warst. Du wirst dich an die besonderen Tage erinnern. Diese Erkenntnis und das Bewusstsein über die Endlichkeit des Lebens haben bei mir dazu geführt, dass ich möglichst viele denkwürdige Momente sammeln möchte. Sie entstehen eben meist in Situationen, die nicht alltäglich sind. Ich vermeide an dieser Stelle bewusst das Wort Extremsituationen. Denn eigentlich sind die Dinge, die ich erlebe, nicht extrem.

So richtig bewusst wurde mir das bei einem Interview, bei dem die Anfangsfrage der Redaktion lautete: Was war das Extremste, dass du je gemacht hast? Ich dachte über die Frage nach und wusste in dem Moment keine ehrliche Antwort. Mir ist schon klar, dass jemand wie ich, der sich beim Biken bereits ein paar Knochen gebrochen hat, der an inneren Blutungen wegen eines Milzrisses fast kollabiert wäre, der in Sizilien eine Knarre am Kopf hatte oder 100 Rückwärtssaltos hintereinander auf einem Fahrrad springt, als »extrem« angesehen wird. Ich falle mit dem, was ich tue, aus dem Rahmen des Normalen. Nur, was ist eigentlich normal? Wer bestimmt das?

Der Alltag der meisten besteht aus einem bequemen (Büro-)Job und einem mehr oder weniger gemütlichen Freizeitprogramm. In diesem »normalen« Leben ist weder Platz für Gefahr noch für besondere Herausforderungen. Alles ist in Watte gepackt. Die Menschen sind darauf getrimmt, in den ihnen zugewiesenen Rollen zu funktionieren. Für mich ist das kein Leben. Ich brauche Herausforderungen. Dabei bin ich kein Adrenalin-Junkie, ich bin mir immer bewusst, welche Risiken ich eingehe. Mich reizt viel eher das Ungewisse, die Antwort auf die Frage: Schaffe ich es? Oder schaffe ich es nicht? Ich brauche diese Momente, in denen ich mich anstrengen und fokussiert sein muss, in denen ich meinen Angstwolf im Zaum halten muss und in denen ich mit meinen Schmerzen klarkommen muss. Diese intensiven Momente machen für mich Lebendigkeit aus. Ist das extrem? Ich finde nicht. Für mich sind diese Momente meine Normalität.

In demselben Interview, in dem mich die Anfangsfrage schon vor so große Probleme gestellt hat, gab es auch eine Abschlussfrage. Sie lautete: Wo sind deine Grenzen? Auch mit dieser Frage konnte ich nicht so viel anfangen. Ich habe erst an etwas Sportliches gedacht, wie das Wingsuit-Fliegen. Aber dann kam mir in den Sinn: Eine echte Grenze wäre es für mich, mich bewusst über einen längeren Zeitraum ungesund zu ernähren. Das wäre so schlimm für mich. Ich stellte mir vor: Ob ich will oder nicht, müsste ich mir jeden Tag Junk-Food und industriell verarbeitetes Essen ohne Ende reinhauen. Ich müsste rauchen. Und Alkohol trinken. Ich würde quasi mit jedem Bissen, den ich esse, oder mit jedem Schluck, den ich trinke, meinem Körper schaden. Das wäre meine absolute Grenze. Kein Geld der Welt wäre es mir wert, das freiwillig zu tun. Mit anderen Worten: Das, was für Millionen Menschen ihr normaler Alltag ist, wäre mir zu extrem.

Vielleicht verstehst du jetzt besser, warum ich mit der klassischen Bewertung, dass dieses oder jenes extrem sei, nicht so viel anfangen kann. Jeder von uns bringt seine eigene Perspektive auf die Welt und seine eigenen Fähigkeiten mit. Müsste mein Steuerberater von jetzt auf gleich einen Backflip machen, könnte man seinen Angstschweiß wahrscheinlich ein Meter weit riechen. Ich dagegen bin gestresst und verzweifelt, wenn mich ebendieser Steuerberater anruft und mir sagt, dass es mit einem meiner Belege ein Problem gibt und ich da noch mal ranmuss. Jeder von uns hat nun mal Bock auf etwas anderes. Mein Steuerberater auf Ordnung und Zahlen.

Ich auf denkwürdige Momente und Grenzerfahrungen, die ich eben auch auf Video festhalte. Jeder von uns muss im Leben *seine* Motivation finden.

Was passiert eigentlich, wenn zu dir jemand sagt: »Das ist unmöglich«? Ist das Gespräch für dich dann zu Ende und du wechselst das Thema? Oder beginnt in deinem Kopf ein zweites Gespräch voller Fragen: Warum ist das unmöglich? Kann es nicht doch irgendwie gehen? Also wenn man das so und so macht, dann könnte doch ... Ich gehöre definitiv zu den Menschen, die sich von Dingen, die angeblich unmöglich sind, angezogen fühlen. Sobald mir jemand sagt, das schaffst du nicht, geht bei mir das Kopfkino los. Ich denke, dass er falschliegt und einfach nicht genügend Fantasie hat. Es geht bestimmt. Wie, das ist es, was ich dann versuche herauszufinden.

Darüber hinaus möchte ich mich ständig weiterentwickeln – mental und körperlich. Im Spaß sage ich immer, dass ich ein krasser Motherfucker sein will. Vielleicht kennst du das, dass Leute Filme schauen oder Computerspiele zocken und dabei einen auf ganz dicke Hose machen. Da weiß jeder ganz genau, wie man das Auto hätte fahren müssen, damit es sich doch nicht überschlägt. Und der Nächste erzählt, wie krass er gegen den Typen angetreten wäre und ihn links, rechts, oben und unten gekickt hätte. Nichts gegen genialen Kumpel-Trashtalk. Aber am Ende ist es eben nur Gequatsche und nicht real. Wenn ich krasse Stunts und Bad-Ass-Szenen in Filmen oder Games gesehen habe, habe ich mich schon immer gefragt, wie es wäre, wenn man wirklich in so einer Situation ist? Wie fühlt es sich in echt an, wenn der jemand wie der schottische Freiheitskämpfer William Wallace die Seinen in den Kampf führte? Oder was ging König Leonidas im Kopf herum, als er sich mit seiner Armee - darunter die berühmten 300 Spartiaten - der zehnfachen Übermacht des Perserkönigs Xerxes I. stellte? Und wenn meine Gedanken erst mal um solche Themen kreisen, kommt bei mir immer eins zum anderen:

Ich habe Bock.

Warum ist das so? Weil ich immer mein Warum kenne und weil ich immer mein Thema gefunden und es nie aus den Augen verloren habe. Wissenschaftler würden sagen, dass ich eine stark ausgeprägte intrinsische Motivation habe. Immer wenn man etwas aus Spaß macht oder weil man davon überzeugt ist, dass es das Richtige ist, spricht man von intrinsischer Motivation. Der Gegenspieler dieses Eigenantriebs ist die extrinsische Motivation. Das kann zum Beispiel der gesellschaftliche Status oder Dinge sein, die von außen auf uns wirken. Wir Menschen sind soziale Wesen und angewiesen auf Gemeinschaft und daher auch motiviert, uns in die Gruppe zu integrieren. Geld, der Jobtitel, die Automarke oder die Uhr am Handgelenk als Statussymbol können beispielsweise extrinsisch motivieren. Vergleicht man beide Formen der Motivation, ist die intrinsische stärker und hält länger an. Das lässt sich vielleicht am besten so zusammenfassen: Wenn du wirklich Bock auf eine Sache hast, ist die Wahrscheinlichkeit sehr viel höher, dass du sie durchziehst, als wenn du etwas nur tust, weil dir jemand anderes sagt, dass du es tun musst. Etwas machen wollen ist außerdem wirksamer als etwas haben wollen.

Der Unterschied zwischen Eigen- und Fremdmotivation wurde mir erstmals so richtig bewusst, als ich mit einem Kumpel über den erstaunlich hohen Ibuprofen und Snus-Konsum in der Bike-Szene gesprochen habe. Mir war aufgefallen, dass, wenn ich irgendwo mit Bikern unterwegs war, viele von denen ständig Ibuprofen dabeihatten und die Tabletten auch munter eingeworfen haben. Ich habe auch viele Biker erlebt, die Snus, diesen Tabak zum Lutschen, vor Wettkämpfen oder Events genommen haben. Bei anderen war Kiffen das Mittel, um sich vor Sprüngen zu »entspannen«. Ich habe das nicht verstanden. Warum machten die Fahrer das? Ich fragte mich immer, warum sich jemand in die Freeride-Action stürzt, wenn er das ohne Schmerz- oder Aufputschmittel nicht hinbekommt. Der Freund, mit dem ich über diese Beobachtungen sprach, meinte damals zu mir, dass ich das aus einer falschen Perspektive sehe. Ich müsste das vielmehr so betrachten, dass Leute Sachen nicht um der Sache willen, sondern für Anerkennung und Aufmerksamkeit machen. Die hätten zwar Angst vor den Sprüngen, aber sie wollten eben den Ruhm und den Applaus, den man dafür bekommt. Und dafür waren sie bereit, die dafür nötigen Mittel einzusetzen. Als er mir das erklärte, machte es klick bei mir. Die Leute waren nicht nur in den Sattel gestiegen, weil es ihnen Spaß machte. Sie taten das, weil sie damit berühmt werden konnten. Sie waren extrinsisch motiviert. Den Kick, den einem sonst die intrinsische Motivation gibt, holten sie sich durch ihre Mittelchen. Als mir das klar wurde, erinnerte ich mich plötzlich wieder an einen ähnlichen Vorfall. 2009 nahm ich an einem Amateur-Boxkampf teil, so ein Spaßkampf. Im Vorfeld hatte ich mitbekommen, wie einer der Kämpfer aus unserer Kabine von seinem Coach vor dem Kampf Adrenalin verabreicht bekommen hatte. Damals dachte ich auch: Warum macht der das? Wenn du nicht die Eier hast, in den Ring reinzugehen, warum machst du es trotzdem? Jetzt kapierte ich es. Für mich kämen Aufputschmittel niemals infrage. Mein ganzes Warum, meine Motivation wäre in dem Moment weg, in dem ich mich künstlich pushen oder betäuben müsste, um irgendetwas zu schaffen.

Motivation funktioniert aber noch nach einem anderen Prinzip. Du kennst sicher das Sprichwort: Der Appetit kommt beim Essen. Es gibt einfach Tage, an denen man keinen rechten Appetit hat und nicht weiß, was man eigentlich essen soll. Aber dann greift man eben doch zu einem Apfel oder zu einem Müsliriegel und nach den ersten drei oder vier Bissen ist der Appetit plötzlich doch da. Es schmeckt einem. Genau so ist das mit der Motivation. Ich bin sicher, dass du so eine Situation schon mal erlebt hast. Eigentlich hattest du dir vorgenommen, deinen Trainingsplan diszipliniert durchzuziehen, aber dann kommt einer dieser Tage, an denen du keinen Bock hast. Und dein innerer Schweinehund serviert dir eine Ausrede nach der anderen. »Heute fühle ich mich nicht so gut«, »Der Tag war so lang und anstrengend. Ich bin k.o.«, »Ich muss nachher noch kochen. Wenn ich jetzt ins Training gehe, habe ich dafür gar keine Zeit«, »Heute wird doch die neue Staffel meiner Lieblingsserie gelauncht«. Gehst du trotzdem ins Krafttraining, kommst du nach ein paar Minuten in Stimmung. Egal wie demotiviert du an dem Tag warst: Nach Abschluss des Trainings hat man immer ein gutes Gefühl. Es gibt *kein* schlechtes Training. Selbst wenn du vielleicht nicht so viel Gewicht drückst wie sonst. Jedes Training hilft dir weiter, nur *kein* Training ist schlecht.

Lässt du deinen inneren Schweinehund an deinen Null-Bock-Tagen gewinnen, versaut dir sogar im schlimmsten Fall dein schlechtes Gewissen die gemütliche Zeit auf der Couch. »Ach, hätte ich doch ...«, »Wäre ich doch ...«, »Ich bin ein Versager ...«. Hast du jedoch trainiert, fühlt sich die Zeit auf der Couch im Anschluss verdient und gut an und du kannst es in vollen Zügen genießen.

Kennst du eigentlich deine Themen, die dich motivieren? Bist du jemand, der macht, worauf er Lust hat, oder der meist Dinge macht, weil andere sie von ihm erwarten? Und vor allem: Bist du bereit, das zu tun, was nötig ist, um deinen Traum zu verwirklichen? Motivation ist immer auch mit unseren persönlichen Werten verknüpft.

Nehmen wir zum Beispiel die Sache mit meinen Tattoos. Ich wollte schon immer welche haben. Dadurch, dass ich als bikeverrückter Jugendlicher mit der Extremsportszene groß geworden bin, war es für mich ganz normal, dass es großflächig tätowierte Menschen mit Tattoos auch an Hälsen und Händen gibt. Vor allem die amerikanischen Fahrer, die ich verfolgte, trugen alle Tattoos, und zwar nicht irgendwelche kleinen, sondern richtig große. Mir hat das von Anfang an megagut gefallen. Mir war auch immer klar, dass ich mir nicht einfach nur ein kleines Tattoo machen würde. Ich wusste, wenn ich mir zum Beispiel ein Arm-Tattoo stechen lasse, dass dabei garantiert der ganze Arm mit Farbe zugehackt wird. Für meine Mutter war das – wie schon gesagt – natürlich unvorstellbar. Dabei verband sich mit meinem Wunsch nach Tattoos nichts Rebellisches. Das war einfach mein Style. Mir war auch egal, was die Gesellschaft dazu sagen würde. Mein Tätowierer sagte bei meinem letzten Handtattoo zu mir: Jetzt ist dein gesellschaftlicher Ausstieg komplett. Ich wollte Tattoos, weil sie mir gefielen, und mir war die Realisierung meines Wunsches wichtiger als die möglichen Konsequenzen bei Bankterminen, beim Bäcker oder sonst wo. Ich wollte Tattoos für mich und mir diesen Traum nicht aus dem Kopf schlagen, weil mich andere dafür ächten könnten. Es ist *mein* Leben, nicht das der anderen.

Mir war damals gegen Ende der Schulzeit jedoch auch klar: Wenn ich meinen Traum verwirklichen wollte, musste ich nicht nur die Schule verlassen, sondern auch mein Zuhause. Wäre ich damals noch bei meiner Mutter wohnen geblieben, hätte ich das mit den Tattoos nie so durchziehen könne. Es hätte den absoluten Ultrastress gegeben. Daher war ich bei meiner Bewerbung für das »Praktikum« beim *Mountainbike Rider Magazine* eben auch doppelt und dreifach motiviert.

2007, als ich das Volontariat in der Tasche hatte, war es endlich so weit. Die Redaktion war für mich nicht nur genau der richtige Ort für mein Thema Biken, sondern auch in Sachen Tattoos. Die Leute dort waren fast alle tätowiert, selbst der Chef. Ich habe für Tätowier-Termine sogar freibekommen. Mein Chef ging später sogar zum selben Tätowierer wie ich. Wir haben uns – ohne Witz – am gleichen Tag den Hals nacheinander tätowieren lassen. Ich freue mich bis heute über meine Tattoos. Die Tattoos habe ich noch nie in irgendeiner Art und Weise bereut. Es gehört einfach zu mir.

Der Wunsch, Neues zu lernen und neue Erfahrungen zu machen, motiviert mich immer wieder neu. Zum Glück gelingt es mir bisher ganz gut, mich stetig weiterzuentwickeln. Dass bedeutet jedoch auch, dass ich Veränderungen in meinem Leben zulasse. Ein Beispiel: Ich könnte noch heute der Herausgeber eines Bike-Magazins sein. Davon gibt es ja noch so einige, warum also nicht auch eines von mir? Ich weiß ja, wie das geht. Dass ich mein eigenes Bike-Magazin 2018 verkauft habe, hatte jedoch auch damit zu tun, dass ich mich weiterentwickelte und mit der Belastung des Magazins ich vielleicht niemals die Zeit und Kraft gehabt hätte, mich so intensiv mit YouTube als Medium auseinanderzusetzen.

Das erste YouTube-Video auf meinem Kanal war kein Bike-Video, sondern ein Clip von einem Konzert meiner damaligen Metalcore-Band. Wir hatten Blessed By Hate 2007 gegründet. Drei Jahre zuvor hatte ich angefangen, Musik mit anderen zu machen. Mein erstes Bike-Video für YouTube habe ich zusammen mit meinem Kumpel Jannik Hammes gedreht. Wir hatten die HD-Helmkamera im Dirt Park Mülheim Kärlich getestet. Das Video ist weder professionell aufgezogen noch dramatisch geschnitten. Im Gegenteil, man sieht einfach nur ein paar

Jungs, die Spaß am Biken haben. Mit der Zeit wurde das Thema YouTube halt immer größer und natürlich auch professioneller. Ich hatte 2015 zum Beispiel ein Klamottenlabel gegründet, dass ich über die Videos promotete. Seit 2013 waren zudem die Einnahmen durch Google stetig gewachsen. Wichtig war mir jedoch immer, dass das gedrehte Material authentisch blieb. Ich kann mich noch genau erinnern, wie ich mich gefreut habe, wenn ich genug Geld beisammenhatte, um eine neue, bessere Kamera zu kaufen. Ich wusste: Boah geil, damit kann ich jetzt ganz andere Videos in einer viel höheren Qualität aufnehmen.

Ich finde es schade, dass immer mehr Leute YouTuber werden wollen, weil sie denken, dass man damit schnell und leicht Geld verdient. Da wird analysiert, wie lang der Content sein darf. Welche Themen besonders ziehen. Wie man Engagement erzeugt. Da ist keine Leidenschaft zu filmen, kreativ zu sein oder an bestimmten Themen wie Sport, sondern die Motivation ist die vermeintliche Aussicht auf Ruhm und Geld.

Wenn ich zum Beispiel früher in meinen Videos Fragen gestellt habe, habe ich überhaupt nicht darüber nachgedacht, dass das Engagement erzeugt. Darum ging es mir nicht. Mich hat einfach die Erfahrungen der Leute, ihr Feedback, interessiert. Heute gibt es irgendwelche Kurse auf YouTube, wie man erfolgreich Influencer wird, aber das Wichtigste wird darin wahrscheinlich gar nicht gelehrt: Du brauchst ein Thema, eine Leidenschaft. Fehlt beides, findet man überall eben nur noch diesen unehrlichen und fabrizierten Content, der mich zum Beispiel überhaupt nicht anspricht. Auch ein Fritz Meinecke hat einfach mit Leidenschaft für sein Thema angefangen. Daraus ist später mit *7 vs. Wild* die erfolgreichste europäische Content-Creator-Serie geworden. Wir haben uns damals in der *7 vs. Wild*-Gruppe darüber unterhalten, was jetzt wäre, wenn wir alle bis an unser Lebensende unendlich viel Geld hätten. Was würden wir dann tun? Alle in der Runde haben nur gesagt: Genau das, was wir jetzt sowieso tun. Nehmen wir zum Beispiel meine Idee mit dem Profi-MMA-Kampf. Ich hätte ihn weder finanziell noch reichweitentechnisch gebraucht. Mir war vorher klar, dass der Kampf und das damit verbundene Training bei meiner Community deutlich weniger Reichweite bringen würde als irgendein Outdoor- oder Bike-Thema, aber das war mir egal. Klar ist es schön, wenn man hohe Viewzahlen hat, aber meine Motivation ist bei allem, dass es mich persönlich interessiert. Dabei ist für mich im ersten Schritt absolut zweitrangig, wie es bei den Leuten ankommt. Es ist meine Reise. Es ist mein Videotagebuch. Ich richte meine Inhalte nicht darauf aus, was andere sehen möchten oder der Algorithmus berechnen möchte. Für mich war die Entscheidung, auf diesen Kampf hinzutrainieren und für ein halbes Jahr all meine Energie in das Training zu stecken, absolut richtig. Ich habe durch das Training und durch den »Kampf« Dinge über mich gelernt, die ich vorher nicht wusste. Ich habe mich weiterentwickelt, zwar nicht ganz in die Richtung, wie ich es selbst vermutet hatte, aber das gehört dazu, wenn man in neue Gefilde aufbricht.

Als ich 2011 mit den YouTube-Videos anfing, war es noch immer ein Nischenmedium. In der Zeit gab es zwar immerhin schon ungefähr 10 Millionen tägliche Nutzer, aber im Mainstream war das Medium noch nicht angekommen. Außer Liz, die mir bei Grafiken für Thumbnails oder Merchandise half, hatte ich kein Team und habe alle meine Videos selbst geschnitten. Das hat sich am Anfang auch überhaupt nicht gelohnt, aber das war mir egal, weil ich Bock drauf hatte, weil mir die Videos eine absolute Gestaltungsfreiheit gaben. Freiheit gehört auch zu den Dingen, die mich jeden Tag antreiben. Ich habe bei all meinen Projekten die Erfahrung gemacht, dass sich die Verdienstmöglichkeiten von ganz allein eingestellt haben, sobald ich lange genug an meinem Thema drangeblieben bin. Noch heute arbeite ich mit einem sehr kleinen Team zusammen und beschäftige nicht etwa eine große Crew. Manager, Cutter, Kamera ... mehr braucht es für mich nicht.

Meine Motivation wird auch immer wieder von Momenten befeuert, wie ich sie zum Beispiel 2019 erlebt habe. Richie Schley ist ein kanadischer Pionier der Freeride-Szene und mittlerweile über 50 Jahre alt. Er war mit einer der Gründe, warum mich in jungen Jahren das Bike-Fieber gepackt hatte. Als Zwölf- oder Dreizehnjähriger habe ich jeden Tag seine Videos geguckt. 2019 wollte es nun der Zufall, dass Continental, mein damaliger Reifensponsor, alle Partner nach Kalifornien einlud. Wir logierten da in einer Villa, und wen treffe ich dort? Richie Schley! Doch es kam noch besser. Schley lud mich nach dem Treffen bei Continental zu sich nach Hause ein.

Und da saß ich dann auf einmal mit meinem großen Idol auf der Terrasse in Schleys Wahlheimat Kalifornien und habe mit ihm über das Leben philosophiert. Ich dachte nur: Alter, was ist das eigentlich für ein Film? Wie unwahrscheinlich ist das bitte, dass sich die Wege eines Kanadiers und eines Jungen aus einem Kaff in Deutschland eines Tages kreuzen, nur weil die beiden gerne biken? Als kleiner Junge habe ich diesen Mann angehimmelt, und jetzt sitzen wir beieinander und er sagt mir, wie cool er die Sachen findet, die ich mache. Eine solche Erfahrung, die lässt sich mit Geld nicht bezahlen.

Was mich ebenfalls immer wieder motiviert, sind die Lebensgeschichten mancher Follower. Wenn Menschen mir schreiben, dass sie eines meiner Abenteuer inspiriert hat, sich selbst endlich auch einmal einer Herausforderung zu stellen, oder dass sie endlich mit dem Sport angefangen und erste Erfolge geschafft haben, freut mich das. Ich habe diese Abenteuer, für die man keine große oder teure Ausrüstung braucht oder für die man um die halbe Welt fliegen muss, ja auch erst für mich entdecken müssen. Im Sommer eine Nacht im Wald schlafen oder 200 Kilometer auf dem Bike abreißen oder 100 Kilometer in 24 Stunden marschieren, das kann wirklich jeder mal ausprobieren. Jeder hat ein Bike oder einen Rucksack, den er einfach packen kann. Man muss nur loslegen. Und selbst wenn du Familie hast, kannst du am Abend losgehen und bist am nächsten Morgen zum Frühstück wieder da – mit einer richtig spannenden Geschichte. Ich bin davon überzeugt, dass solche kleinen Ausbrüche aus der Zivilisation jedem guttun. Dass sie etwas in uns auslösen und bewirken. Mir helfen diese Abenteuer und Erfahrungen in der Natur dabei, mich auf das Ursprüngliche, auf das wahre, das echte Sein zu besinnen. Ich habe oft das Gefühl, dass wir im Alltag in einer künstlichen Plastikwelt voller Ablenkungen leben. Wenn wir Hunger haben, bestellen wir bei einem Lieferdienst in Sekundenschnelle etwas zu essen. Wenn uns langweilig ist, wenn wir uns unterhalten wollen, machen wir uns Netflix an. Wenn wir irgendwohin müssen, dann fahren wir meist mit dem Auto. Wir bewegen und fühlen unsere Körper kaum noch ... Ich habe mich mal mit einem ehemaligen Kampfsporttrainer unterhalten, der mir erzählte, dass das Testosteron-Level beim durchschnittlichen Mann bei uns in der westlichen Welt weit gesunken sei. Schuld daran sei der typische Lifestyle mit schlechter Ernährung, wenig Bewegung und ohne Herausforderungen. Das passte zu einer Studie des australischen Anthropologen Peter McAllister, über die ich mal gestolpert bin, der herausgefunden hatte, dass ein Steinzeitmensch wahrscheinlich sämtliche austrainierten Olympia-Athleten im Schlaf wegbürsten würde, weil er sehr viel mehr Muskeln hatte. Selbst die Frauen der Neandertaler besaßen rund zehn Prozent mehr Muskelmasse als Männer heute. Ich finde das schade und versuche zumindest für mich mein körperliches Potenzial auszuschöpfen und so gut es geht zu erhalten.

Ich frage mich auch oft, wofür wir eigentlich leben. Ich sehe bei vielen Menschen um mich herum so eine merkwürdige Unzufriedenheit. Obwohl sie alles haben, strahlen sie keine Leidenschaft und keine Zufriedenheit aus.

Da brennt kein Feuer mehr in ihnen. Was ist der Grund dafür? Vielleicht wurde das Feuer in jungen Jahren durch unzufriedene Eltern oder durch Vorgaben der Gesellschaft erstickt? Vielleicht liegt es daran, dass diese Menschen in ihrem Berufs- und Familienalltag keine Erfolgserlebnisse mehr haben? Ihr Leben läuft wie ein Computerspiel, in dem man Level für Level abarbeitet und Belohnungen bekommt, aber am Ende des Tages fühlen sich diese Belohnungen nicht echt an. Was bleibt, ist eine seltsame Leere, ein Hunger, der nicht gestillt wird. Ganz anders ist das, wenn man mal vom Kampfsporttraining mit einem blauen Auge nach Hause kommt. Oder wenn man die Nacht im Wald mal irgendwo im Dreck liegt und einem plötzlich doch kalt wird, weil der Schlafsack nicht ganz so warmhält wie gedacht. Oder wenn man in der Nacht draußen plötzlich Angst vor all den Geräuschen hat, die man nicht zuordnen kann, weil man sich eben nicht in seinen eigenen vier Wänden in Sicherheit befindet. Diese Momente sind echt, sie sind intensiv.

Es heißt ja, dass der Körper der Spiegel unserer Seele ist. Mir ist mein Körpergefühl wie gesagt wichtig. Ich erwarte jedoch nicht, dass andere so sind wie ich. Den Begriff Fitness finde ich dabei ein sehr gutes Stichwort. Ob jemand super viele Muskeln hat, ist vollkommen egal. Wichtig ist seine Fitness, die sich positiv auf seine Gesundheit auswirkt. In allen Umfragen, was den Menschen in ihrem Leben besonders wichtig ist, landet Gesundheit stets auf den vordersten, wenn nicht gar auf dem ersten Platz. Umso erstaunlicher finde ich, dass es noch immer so viele Menschen gibt, die kaum etwas für ihre Gesundheit tun. Die sich zu wenig bewegen und zu wenig auf ihre Ernährung achten. Ich halte es für sehr gefährlich, dass Menschen mitunter eingeredet oder vermittelt wird, dass ein ungesunder Lebensstil schon in Ordnung geht. Das ist im wahrsten Sinne des Wortes lebensgefährlich. Kommt jemand zum Beispiel wegen seines zu großen Übergewichts bei jeder Treppe außer Atem, ist er nicht mehr gesund. Er ist deswegen kein schlechter Mensch, aber er ist ganz offensichtlich nicht gesund. Selbstliebe und Selbstakzeptanz allein helfen ihm aus dieser Situation nicht heraus. Sie sind wichtig, aber zusätzlich sollte dieser Mensch um seiner Gesundheit willen anfangen, Kraft aufzubauen, und seine Ernährung umstellen, damit er beim Treppensteigen nicht mehr das Gefühl hat, kurz vorm Herzinfarkt zu stehen. Es ist okay, schwach zu sein, aber es ist nicht okay, schwach zu bleiben. Sich selbst einzureden oder von der Gesellschaft einreden zu lassen, dass man eben einen ungesunden Lebensstil einfach nur akzeptieren müsse, hilft den Betroffenen nicht weiter.

Ich glaube, dass man jedem Menschen seine Motivation ansieht. Man spürt, ob jemand seine Leidenschaft in die Tat umsetzt und sein Thema liebt. Man merkt es an seiner Ausstrahlung. Immer wenn bei jemandem die Eitelkeit größer ist als das Thema, für das er steht, wird es anstrengend. Was mich mit der Zeit in der Bike-Szene zum Beispiel immer öfter gestört hat, war das Imponiergehabe. Welcher Trick sieht cooler aus? Wer hat die cooleren Klamotten an? Wer hat das coolere Bike? Das finde ich super anstrengend. Aus diesen Vergleichen bin ich einfach rausgewachsen. Ich finde diese Ebene des Miteinanders mittlerweile eher peinlich und abschreckend. Zumal ich in der Kampfsportszene erlebt habe, dass es auch anders geht, obwohl die Athleten, mit denen ich trainieren durfte, krasse Alphatiere waren. Die hätten ohne Probleme vor die Tür gehen und dort – übertrieben gesagt – jeden mit dem kleinen Finger plattmachen können. Im Gym herrschte jedoch ein ganz anderes Miteinander als bei den Bikern. Egal, wie viel Erfahrung ein Kämpfer hatte oder wie lange er schon dabei war, alle haben einem bereitwillig gezeigt, was sie wissen und wie sie an eine Sache rangehen. Da hat keiner eine Egonummer geschoben und das fand ich sehr angenehm.

Damit wir uns nicht falsch verstehen: Klar bin ich auch eitel. Aber eben für mich selbst. Ich erwarte zum Beispiel nicht, dass irgendwem meine Tattoos gefallen. Weder kümmere ich mich um meine Frisur, da ich jeden Tag trainiere und schwitze, noch lege ich Wert auf Marken-Klamotten. Wenn ich mich in etwas wohlfühle, trage ich das. Und es juckt mich auch nicht, wenn ich mal einen Fleck auf der Jacke habe und in dem Moment für andere nicht »perfekt« aussehe. Ich mag es auch nicht, mich modisch zu verbiegen. Ich würde für ein Event nicht plötzlich einen roten Pulli anziehen, weil ich dann mehr auffalle, ich bleibe lieber bei meinen dunklen Klamotten. Mein Geschmack bestimmt, was ich trage. Ob das jemand anderem gefällt, ist mir herzlich egal. Ich schaue in den Spiegel und bin zufrieden. Ich sehe dort, was ich gern sehen will, und ich denke, diese Einstellung sieht man meinen Videos auch an.

Ich bin übrigens kein religiöser Mensch. Dennoch trage ich ein paar sehr wichtige Überzeugungen in mir. Zum Beispiel glaube ich an das Gesetz der Anziehung. Alles, was ich mir immer von Herzen in meinem Leben gewünscht habe, habe ich auch bekommen. Warum? Ich glaube, es liegt auch daran, dass ich immer positiv an die Sachen herangegangen bin, weil ich Dinge immer für möglich gehalten und darauf hingearbeitet habe. Wer sich dagegen nur als Opfer sieht, negativ denkt und herummeckert, der verliert dabei wertvolle Energie, die ihm dann fürs Loslegen und Machen fehlt. Es reicht eben nicht aus, nur einen Traum zu haben. Man muss auch bereit sein, das zu tun, was nötig ist, um sein Ziel zu erreichen. Man muss konsequent sein und loslegen.

Motivation hat auch immer etwas mit Hunger zu tun. Es gibt physischen und psychischen Hunger, der uns antreibt. Ich war zum Beispiel sehr erstaunt, dass für mich das Thema Hunger bei meinem *7 vs. Wild*-Abenteuer überhaupt nicht relevant war. Ich hatte angenommen, dass ich spätestens nach 24 Stunden dahocke und denke: Oh Gott, mein Magen ist so leer und ich habe nur Beeren gegessen. Aber so war es nicht, Hunger war definitiv nicht mein Problem. Irgendwann dachte ich nur einmal: Jetzt hätte ich gern ein paar Erdnussflips. Keine Ahnung, woher ausgerechnet diese Lust kam, denn ich hatte jahrelang keine Erdnussflips gegessen – die sind mir zu ungesund.

Vielleicht bereitete mir in Schweden Hunger kein Problem, weil ich gar keine Zeit hatte, darüber nachzudenken. Es war in dem Moment viel wichtiger, dass ich es warm habe und dass ich genug Feuerholz sammle, um durch die Nacht zu kommen. Meine Priorität war eine andere, wohl auch weil ich wusste, dass ich nicht so schnell verhungern würde. Klar habe ich diese Schlaffheit gemerkt, die sich einstellt, wenn der Körper ein derart krasses Kaloriendefizit hat. Aber zu keinem Zeitpunkt war es so, dass ich dachte: Oh Gott, es geht nicht mehr! Dabei bereitet es mir normalerweise schon Probleme, wenn ich merke, dass meinem Körper der Treibstoff fehlt, den er braucht. Es gab zum Beispiel Trainingstage für meinen Profikampf, an denen ich mit einem brutalen Hunger aus dem Haus gegangen bin, den ich deutlich schlimmer fand als bei *7 vs. Wild*. Es waren Tage, an denen ich meine Speicher nicht bereits in der Früh ordentlich gefüllt hatte, weil ich, statt ordentlich zu frühstücken, E-Mails beantwortet habe. Das war für mich auch insofern schlimmer, weil ich wusste, dass ich im Sparring gleich Leistung bringen muss, ich dort aber gar nicht die Leistung abrufen kann, zu der ich in der Lage bin, weil ich meinem Körper nicht das gegeben habe, was er dafür braucht.

Natürlich habe ich auch schon mit verschiedenen Ernährungsstilen experimentiert, wie zum Beispiel mit dem Intervallfasten. Dabei habe ich festgestellt, dass ich nicht so der Fastentyp bin. Es gibt Tage, an denen es funktioniert, und andere, an denen mir das Fasten tierisch auf die Nerven geht. Mir ist aufgefallen, wenn ich den ganzen Tag mit dem Bike unterwegs bin, fällt es mir sehr viel leichter, ohne große Energiezufuhr auszukommen. Bei Radtouren kann es vorkommen, dass ich den ganzen Tag nur einen Riegel gegessen habe und wirklich erst abends riesige Kalorienmengen zu mir nehme. Das würde an Tagen, an denen ich mein Kampfsporttraining mache, nicht funktionieren. Beim Tourenfahren brauche ich eine andere Kraft, das Radfahren ist sehr monoton. Beim Kampfsporttraining dagegen brauche ich körperliche UND mentale Power. Ich muss auf die Bewegungen des Gegners achten und mir eine Strategie überlegen. Dabei haben alle acht verschiedene Trainingspartner einen anderen Kampfstil.

Das Gegenteil von Hunger ist das Gefühl, satt zu sein. Ich empfinde es als zwiespältig. Das Beste an Hunger ist ja dieser erste Moment, wenn sich nach einer kräftezehrenden Tour oder einem anstrengenden Training lauter Leckereien vor dir türmen und du denkst: Wie geil! Endlich! Das habe ich mir verdient. Du haust rein. Doch schon bald ist deine anfängliche Euphorie verflogen und ein anderes Gefühl stellt sich ein: Trägheit. Mit einem Mal bist du so voll, dass du dich kaum bewegen kannst und willst. Du willst nur noch faul auf dem Sofa liegen, dieses Gefühl mag ich nicht. Es fühlt sich für mich nicht gut an.

Ich glaube, wenn man irgendwann zu satt ist, verliert man seinen Antrieb. Dann wird man nicht nur für den Moment träge, wie wenn man sich zu vollgegessen hat, das ganze Leben wird träge. Ohne den Antrieb hat man keinen richtigen Grund mehr aufzustehen und auch nicht die Kraft, sich um sich selbst zu kümmern. Manchmal denke ich darüber nach, wie mein Leben aussähe, wenn ich nicht all dieses ganzen Projekte machen würde. Dann wäre es egal, wie fit und gesund ich bin. Dann hätte ich wahrscheinlich schon längst so ein Wohlstandsbäuchlein. Ich würde von meinen Abenteuern, die alle schon ein paar Jahre zurückliegen, erzählen und mich darauf ausruhen. Ich glaube, ich würde unter diesen Umständen nicht nur körperlich abbauen, sondern auch sehr schnell anfangen, vom Kopf her zu altern.

Deswegen ist Hunger für mich wie ein Ziel. Ohne – kleine wie große – Ziele im Leben würde man immer nur in den Tag hineinleben. Man wüsste ja gar nicht, wo man hinläuft. Ich glaube, so ist es, wenn man satt ist, wenn man ein sattes Leben führt. Ohne Ziele kann ein Mensch nicht glücklich sein. Irgendeinen Antrieb brauchst du. Irgendetwas, von dem du sagst: »Da würde ich gerne hinwollen.« Und dieses Warum kann nicht von außen kommen, du musst es in dir selbst finden.

Viele Leute denken, wenn sie die maximale finanzielle Freiheit hätten, würden sie den ganzen Tag nur noch irgendwo am Strand in der Sonne liegen. Was wäre das für ein träges, faules und langweiliges Dasein? Natürlich gibt Geld jedem von uns, auch mir, Sicherheit. Ich bin froh, dass ich mir über viele Dinge keine Gedanken machen muss. Egal, ob morgen mein Auto kaputtgeht, das Dach meines Hauses einstürzt oder irgendetwas mit der Heizung ist, plagen mich keine Sorgen, wie ich das finanziell schaffen kann. Für solche »Notfälle« finde ich Geld auch gut. Niemand sollte sich solche Sorgen machen müssen. Aber Geld ersetzt niemals die Motivation für das, was ich alles mache. Egal wie viel Geld ich habe, ich würde immer genau das machen, womit ich mich jetzt beschäftige. Ich könnte mein Programm auch nicht mit der Begründung runterfahren, dass ich ja schon genug Geld verdient habe. Geld macht nicht glücklich. Ich weiß, dass ich diesen Satz aus einer privilegierten finanziellen Situation heraus sage, aber in ihm steckt eben auch ein Stück Wahrheit. Als ein guter Freund von mir wegen psychischer Probleme in einen Klinik ging, gab es eine interessante Reaktion von einem dritten Freund. Er meinte: »Wie, du musst in eine Klinik, weil du Depressionen hast? Du hast doch ohne Ende Geld. Du musst doch glücklich sein!« Ich dachte nur: Krass, manche Leute glauben wirklich, dass Geld das Allheilmittel ist. Du bist Millionär und dann gibt es keine Probleme mehr? Eine solche Einstellung macht mich traurig, weil ich glaube, dass jeder auch ohne Geld etwas für sich und seine Gesundheit tun kann, egal, über wie viele finanzielle Mittel man verfügt. Jeder von uns kann einfach rausgehen und sich bewegen. Es geht dabei nicht darum, Olympia zu gewinnen oder besser als andere zu sein. Es geht darum, sich wohlzufühlen und nächste Woche besser als diese Woche zu sein: ein bisschen stärker, ein bisschen klüger, ein bisschen erfahrener. Und auch ein bisschen glücklicher. Immer deutlicher zeichnet sich ja der Zusammenhang zwischen Bewegungsmangel und psychischen Erkrankungen ab.

Geld ist für mich vor allem ein Mittel, meine Freiheit leben zu können. Ich weiß, ich kann jeden Tag das tun, was ich möchte. Diese Unabhängig ist mir wichtig. Mit materiellen Dingen kann ich nicht viel anfangen. Es gibt ja diese schöne Frage: Besitzt du die Dinge oder besitzen sie dich? Jeder Besitz zieht auch Verantwortung mit sich.

Da geht dann mal wieder was kaputt, da muss irgendwas gepflegt werden. Das alles kostet Zeit und das nervt ja eigentlich nur. Mir ist in den letzten Jahren bewusst geworden, dass zu viel Besitz zur Last werden kann. Ich habe in den letzten Jahren unheimlich viel Zeug bei mir ausgemistet. Ich habe die Sachen entweder verkauft, verschenkt, zur Deponie gebracht. Ich würde gern das Ziel erreichen, dass alles, was ich besitze, in zehn große Kisten passt. Leider bin ich noch nicht ganz so weit. Es hat mich zum Beispiel sogar gestört, wenn durch mein Bike-Sponsoring plötzlich 10 oder 14 Bikes bei mir herumstanden. So viele Bikes brauch ich eigentlich gar nicht. Wozu? Um auszuwählen, heute mit diesem und jenem Bike zu fahren, weil mir die Farbe besser gefällt oder weil die Federung an dem Bike eine andere ist? Das stresst mich eher. Ich habe es viel lieber, wenn ich nur eine Sache habe, die ich benutze und mit der Zeit auch abnutze, die ich in- und auswendig kenne. Komisch, was? Ich plädiere dafür, hungrig zu bleiben, das kann auch Verzicht auf materielle Dinge bedeuten. Ich finde Balance im Leben sehr wichtig. Ich möchte zwar viele gute und verschiedene Momente sammeln, ich möchte mein Leben aber eben auch nicht mit Überflüssigem zumüllen.

Neben meiner Eigenmotivation wird mein Antrieb seit einiger Zeit auch von zwei äußeren Faktoren gespeist: von meinen Kindern und von meiner Frau. Seit ich Vater bin, motivieren mich meine Kinder sehr. Mich motiviert, durch das, was ich tue, meinen Kindern ein Gefühl der Geborgenheit und Sicherheit geben zu können. Sie gehen selbst zum Kinderkampfsport und freuen sich immer, dass sie einen starken Vater haben. Ich möchte den beiden ein Vater sein, der ihnen nicht nur Dinge erzählt, sondern vorlebt. Kinder lernen vor allem, indem sie Verhalten, das sie um sich herum wahrnehmen, nachahmen. Je besser es mir gelingt, meinen Kindern meine Werte vorzuleben, desto wahrscheinlicher ist es, dass sie später auch in der Lage sein werden, ein selbstbestimmtes und selbstbewusstes Leben zu führen. Ich hoffe, dass sie ihr Leben nicht daran ausrichten, was andere von ihnen denken, sondern daran, was sie im Leben erreichen wollen. Ich versuche ihnen vorzuleben, dass ihr Körper ihr bester Freund ist, um den sie sich durch Sport, Hygiene und gesundes Essen kümmern können. Es ist schön zu sehen, dass meine Kinder sich dazu bereits sehr viele gute Gedanken machen. Sie hinterfragen gesunde und ungesunde Lebensmittel und wählen oft die gesunden aus. Ich vermittle den Mädchen auch, dass man nicht nur einen starken Körper haben kann, sondern dass man auch stark im Kopf werden kann. Krass finde ich daher, wie sie mitunter schon jetzt mit ihren Ängsten umgehen. Neulich auf dem Klettergerüst wurde es einer meiner Töchter mulmig. Sie schaffte es aber tatsächlich, ihre Angst aus eigener Kraft zu überwinden und trotzdem bis ganz nach oben zu klettern. Und nicht nur das, gemeinsam mit mir unterstützte sie anschließend ihre Schwester, die ebenfalls Bammel hatte. Ich stand unten am Gerüst und sagte meiner Tochter, sie könne sich entspannen. Was sie auch tat. Das Vertrauen meiner Tochter zu spüren, dass sie ihre Angst in der Gewissheit, dass ich da bin, wirklich loslassen konnte, bedeutet mir sehr viel. Von oben half ihre Schwester ebenfalls mit Tipps und gutem Zureden, sodass sie es schließlich auch schaffte und die beiden einträchtig und stolz ganz oben auf dem Klettergerüst beieinandersaßen. Es ist mir auch wichtig, Liz das Gefühl zu geben, dass sie bei mir sicher ist und ich da bin, um sie zu beschützen, wenn sie das braucht.

Liebe

Wie fühlst du dich?

Angst, Schmerz, Bock … ganz nebenbei haben wir in diesem Buch bereits an vielen Stellen über Emotionen gesprochen. Ich möchte in diesem Kapitel noch ein bisschen ausführlicher auf das Thema Gefühle eingehen. Warum? Weil sie ein wichtiger Kompass sind, der uns sagt, ob wir auf dem richtigen Weg sind oder nicht. Über die Angst, eines der stärksten Gefühle und ein wichtiger Signalgeber habe ich schon geschrieben, ebenso über das Gefühl für den eigenen Körper, inklusive der Schmerzen, die er manchmal aushalten muss, um stärker werden zu können. Und selbst Motivation kommt auf Dauer nicht ohne positive Emotionen, ohne ein gutes Gefühl für die Sache, aus. Höchste Zeit also, uns die Sache mit den Gefühlen einmal genauer anzuschauen.

Eines der zentralen Gefühle in meinem Leben ist der Zustand von Zufriedenheit, gepaart mit Dankbarkeit. Es kann tatsächlich vorkommen, dass es mich ab und an einfach überkommt und ich laut »Danke« sage. In diesem Moment bin ich von Dankbarkeit erfüllt und ich muss es rauslassen. Wie schon gesagt, ich glaube nicht an Gott, und mein »Danke« richtet sich nicht an ihn, sondern an die Welt, die mich umgibt. Ich bin sehr dankbar dafür, wie mein Leben ist. Ich bin dankbar, dass ich vor Jahren das Haus kaufen konnte, das schon immer mein Traumhaus war. Es gehörte meiner Tante, die vor vielen Jahren längst mit ihrem neuen Partner zusammengezogen war und dort nicht mehr wohnte. Ich wollte das Haus unbedingt, weil ein riesiges Grundstück dazugehörte, was die perfekte Spielwiese für meine Ideen war. Ich konnte dort zum Beispiel meine Sprünge in den Garten bauen. Die Halle mit den Sprüngen war früher fertig als unsere Küche – man muss halt Prioritäten setzen! Um die Finanzierung für das Haus einzutüten, bin ich der Bank extrem auf die Nerven gegangen. Zum Glück hatte ich mit meinem Magazin bereits bewiesen, dass ich als Unternehmer erfolgreich sein kann. Bei der Hausfinanzierung hat man ja auch immer die Immobilie als Sicherheit, trotzdem war ich dankbar, dass sich am Ende alles so gefügt hat, wie ich es mir erhofft hatte.

Ich bin außerdem dankbar dafür, dass ich jeden Tag das machen kann, was ich tue. Ich bin dankbar, dass ich gesunde Kinder habe ... diese Liste könnte ich noch ewig fortsetzen. Ich habe das Gefühl, dass alles richtig ist, so wie es in meinem Leben bisher gelaufen ist. Ich bin zufrieden. Interessanterweise lässt mich diese Zufriedenheit jedoch nicht etwa innehalten, sondern motiviert mich immer wieder, weiter Gas zu geben und dranzubleiben. Kein Wunder, ich kann es gar nicht oft genug betonen: Motivation braucht positive Emotionen.

Für die kannst du jeden Tag selbst sorgen. Ich finde es wichtig, anderen Menschen ein positives Feedback zu geben. Ich finde es wichtig, dass man Menschen sagt, dass man sie liebt, dass man sie gern hat, dass sie toll sind. Wenn ich mit Freunden unterwegs bin, ob auf einem Projekt oder nur so zum Biken, versuchen wir uns auch immer gegenseitig zu pushen. Du schaffst das. Du bist krass. Allein diese Powerbotschaften helfen uns dabei, uns mit einer positiven Energie aufzuladen, damit wir weiter durchzuziehen können. Ich hatte schon häufiger das Glück mitzuerleben, wie sich das gegenseitige Anfeuern und Pushen in pure Euphorie entladen hat, weil ein bestimmter Sprung oder Trick endlich geklappt hat, an dem man sich zuvor wochenlang die Zähne ausgebissen hat. Du stehst da, schreist alles heraus, springst wie ein Rumpelstilzchen durch die Gegend, fällst dem anderen in die Arme, wirfst deinen Helm in die Luft. In so einem Moment bestehst du zu 100 Prozent aus Glück. Dieses Gefühl, wenn man erreicht, was man sich vorgenommen hat, für das man körperlich und mental hart kämpfen musste, ist mit nichts zu vergleichen. Es ist der totale Kontrollverlust und eine riesige Erleichterung und Befreiung.

Vor allem mit meinem Freund Jannik Hammes habe ich solche großartigen Momente erleben dürfen. Ich werde zum Beispiel niemals den Tag vergessen, an dem wir beide zum ersten Mal in unserem Leben einen Backflip gestanden haben. Wir hatten eine panische Angst vor dem Sprung. Sowohl Jannik als auch ich sind immer wieder angefahren und haben im letzten Moment doch abgebrochen. Und dennoch haben wir uns immer wieder gesagt: Jetzt! Los! Jetzt klappt es! Normalerweise war Jannik derjenige, der Tricks und Sprünge oft als Erster geschafft hat. Aber diesmal war ich an der Reihe. Ich hatte einfach keinen Bock mehr auf meine Angst. Ich saß auf dem Rad und dachte: Alter, ich mach das jetzt. Ich fahre an. Werfe mich rum. Ich lande auf zwei Rädern. Alles um mich herum explodierte. Das war einfach ein so krasses Gefühl. Jannik flippte ebenfalls vollkommen aus. Bis er sich an unsere Abmachung erinnerte. Wir hatten damals den Deal, dass, wenn einer einen Sprung oder Trick steht, der andere ihn auf jeden Fall auch durchziehen muss. Na ja, und dann hat Jannik es ebenfalls geschafft. Was haben wir uns gefeiert! Nach dieser unbeschreiblichen Euphorie folgt in der Regel eine Erschöpfung. Allerdings eine, die sich wohlig anfühlt und die – sobald man eine Nacht drüber geschlafen hat – in Zufriedenheit und Stolz und manchmal auch ein bisschen in eine Art Unglaube mündet. Wie oft sind Jannik und ich morgens auf unseren Trips aufgewacht, haben uns angeschaut und gedacht: Haben wir das jetzt wirklich gemacht? Wie geil ist das denn? Unsere Erlebnisse fühlten sich mitunter surreal an.

Zu erleben, wie sich jemand bedingungslos mit dir freut, wie er sich für dich freut, wenn du etwas erreicht hast, bedeutet mir sehr viel. Denn oft genug erlebe ich, wie Menschen sich selbst und ihre Umgebung statt mit positiven Emotionen mit negativen Gefühlen aufladen. Bei meinem letzten 100-Kilometer-in-24-Stunden-Marsch war das zum Beispiel der Fall. Abgesehen davon, dass die Challenge an sich schon richtig schwer ist, gibt es ein paar Aspekte, die einem den Marsch noch ein bisschen schwerer machen können. Etwa wenn man nicht mehr sein eigenes Tempo gehen kann und entweder zu schnell oder zu langsam unterwegs ist. Bei meinem vierten Versuch, die 100 Kilometer in 24 Stunden endlich zu schaffen, hatte ich mich zusammen mit einem alten Schulfreund extra bei einem offiziellen Event angemeldet. Das hatte den Vorteil, dass wir unterwegs Verpflegungsstationen hatten und nicht so schwer tragen mussten. Der Nachteil war: Wir waren mit ein paar Hundert anderen Leuten unterwegs, was normalerweise nicht so mein Ding ist. Von meinem Freund wusste ich dagegen, dass er gerne mit anderen Leuten schwätzt und Smalltalk macht. Wir hatten daher vereinbart, dass, wenn einer von uns nicht mehr kann oder langsamer wird oder er sich bei jemandem festquatscht, der andere auf jeden Fall in seinem Tempo weitergehen kann. Nach ein paar Kilometern kam es dann genauso wie vorhergesehen. Mein Kumpel fand spannende Gesprächspartner und wurde langsamer und langsamer. Zeit für mich, mich zu verabschieden und durchzuziehen. Ich meine, das war mein vierter (!) Versuch. Ich wollte das Ding jetzt einfach abhaken. Ich fühlte mich außerdem in der Masse an Leuten unwohl. Das alles zusammen pushte mich so sehr, dass ich mit einem Mal richtig Tempo gehen konnte und dabei wahnsinnig viele Leute überholte. Aber ohne mich an jemandem vorbeizudrängeln oder jemanden anzurempeln. Ich bin einfach das Tempo gegangen, das ich gehen konnte. Was passierte? Jeder Dritte oder Vierte, den ich überholte, meinte mir einen Spruch reindrücken zu müssen. »Hey, hier gewinnt man keinen Pokal, wenn man besonders schnell geht«, »Noch was vor heute oder warum so eilig?«, »Das ist ein Marsch, kein Laufwettbewerb«. Ich bekam lauter unnötige Sprüche zu hören, obwohl ich nichts weiter gemacht habe, als mein Tempo zu gehen. Ich bin einfach nur stumm an diesen Leuten vorbeimarschiert.

Warum fühlten sie sich davon provoziert? Und was genau brachte es ihnen, mir in dem Moment so einen blöden Spruch reinzudrücken? Davon wurden sie selbst doch nicht schneller? Außerdem fragte ich mich, was eigentlich passieren müsste, damit ich mich genauso wie diese Leute verhalte? Das genaue Gegenteil habe ich später bei der Finish Brutality erlebt. Da gab es einen schwedischen Marine, der selbst am Abend nach der zehnten Etappe noch richtig Luft hatte und sich mit so einer Pressatmung durch die Übungen gekämpft hat. Als ich den gesehen habe, dachte ich nur: Was für eine kranke Maschine. Das will ich auch können. Dieser Mann war für mich eine Inspiration. Ich fühlte weder Neid noch musste ich seine Leistung kleinmachen, um selbst besser dazustehen. Er beflügelte mich. Jedes Mal, wenn wir uns über den Weg liefen, warf er mir einen motivierenden Spruch zu. Das war eine ganz andere, eine anspornende Mentalität als bei den von Missgunst zerfressenen Teilnehmern des 100-Kilometer-Marschs. Und genau das ist der Unterschied zwischen positiven und negativen Emotionen. Positive Emotionen geben dir Energie, negative kosten dich Energie, die dir dann woanders fehlt.

Als meine Oma vor ein paar Jahren gestorben ist, habe ich erlebt, wie erhaben es sich anfühlen kann, wenn bei mir Emotionen und Energien absolut in der Balance sind. Meine Oma Anni lag im Sterben. Ihr Körper war schon ganz blau und sie konnte nicht mehr sprechen. Manchmal aber, da hatte sie noch die Kraft, meine Hand ein wenig zu drücken. Es war mir wichtig, bei ihr zu sein, um mich zu verabschieden und damit sie nicht allein ist. Mein Opa ist in den Armen meiner Oma gestorben und ich hatte mir immer gewünscht, dass sie, wenn sie einmal sterben würde, auch jemanden an ihrer Seite hat. Ich saß die ganze Zeit bei ihr, habe ihr den Kopf gestreichelt und ihr immer mal wieder ihren Lieblingsschnaps auf die Zunge gegeben. Bis dieser Moment kam, in dem ich merkte, dass ihr Leben aus ihrem Körper wich. So ist Anni gestorben. Ich hatte in diesem Moment nicht das Bedürfnis zu weinen. Ich war einfach nur dankbar, dass ich bei ihr sein konnte. Es war ein Privileg für mich, dass ich mich so von meiner Oma verabschieden konnte. Es fühlte sich für mich alles richtig an. Eben vollkommen in der Balance.

Ein Feedback, das ich häufig bekomme, lautet: Wenn man dir zuschaut, spürt man das Feuer, mit dem du bei der Sache ist. Das ist ein Kompliment, über das ich mich freue, weil es meinem eigenen Gefühl entspricht. Ich lebe nach dem Motto: ganz oder gar nicht. Ich mach alles, was ich mache, mit maximaler Leidenschaft und Hingabe. Dann fahre ich eben auch über 1000 Kilometer in der Woche, weil ich nicht in irgendeinem MMA-Gym trainieren möchte, sondern im besten Deutschlands:

dem MMA Spirit in Frankfurt. Ich will auch nicht einfach nur so einen MMA-Kampf ausprobieren, sondern ich will das Bestmögliche aus mir rausholen. Ich will alles getan haben, um dann zu sehen, was ich damit erreichen kann. Und das steckt halt in meinem Hyped-Bock-Angriff-Motto: Ich habe eine unerschütterliche Motivation weiterzumachen, selbst wenn es gerade wehtut und man nicht mehr kann.

Dieses Feuer, das ich in mir spüre, sehe ich jedoch nicht nur als eine positive Kraft. Ich trinke ja grundsätzlich keinen Alkohol, weil er ein Zellgift ist, das nicht gut für unseren Körper ist. Alkohol hemmt die Fettverbrennung, behindert den Muskelaufbau ... Doch meine Motivation, keinen Alkohol zu trinken oder andere Drogen zu nehmen, hat nicht nur gesundheitliche Gründe. Ich wollte nicht die Kontrolle und mich selbst verlieren. Wahrscheinlich hat mir diese Entscheidung schon längst das Leben gerettet, denn die Tatsache, dass ich kein Mittelding machen kann, ist im Zusammenhang mit Drogen absolut keine Hilfe, sondern kontraproduktiv. Würde ich Drogen nehmen oder Alkohol trinken, würde ich das wahrscheinlich genauso exzessiv wie alles andere machen. Ich würde versuchen, mich an Grenzen heranzutasten und darüber hinauszugehen. In diesem Fall wäre das keine gute Idee. Das Feuer, das in mir brennt, hätte mich dann womöglich schon längst verzehrt. Vielleicht ist genau dies auch der Grund, warum mir Kontrolle – auch die über meine Gefühle – so wichtig ist.

Kontrolle

Was beherrscht dich?

Ich bin kein Adrenalin-Junkie. Ich bin nicht todesmutig. Ich bedenke genau, welche Risiken ich eingehe und welche nicht. Bei einer gefährlichen Downhill-Fahrt will ich nicht stürzen, sondern die Situation von Anfang bis Ende unter Kontrolle haben. Mein Wunsch, immer die Kontrolle über mich zu behalten, spielt wie gesagt auch beim Thema Schmerzmittel und Drogen eine Rolle. Nicht wenige Extremsportler greifen zu Schmerzmitteln oder Stimulanzien, um ihr Programm überhaupt durchziehen zu können. Abgesehen von meiner hohen Eigenmotivation, die ich nicht noch pushen muss, und von den gesundheitlichen Aspekten, könnte ich das nicht. Würde ich Schmerz- oder Aufputschmittel nehmen, würde ich nach einer Tour immer denken: Das war gar nicht ich, der das geschafft hat, sondern eben diese Schmerzmittel. Als hätte ich bei einem Computerspiel ein paar Cheats geladen oder den God-Mode, der mich unverwundbar macht. Wenn ich da gewinne, fühlt sich das doch nicht echt an. Ich will das, was ich erreiche, aus eigener Kraft schaffen.

Wenn ich daran zurückdenke, welche Filmhelden mich als Kind beeindruckt haben, dann waren das nicht nur Leute, die über sich hinausgewachsen sind, wenn es darauf ankam, sondern auch diejenigen, die sich und ihre Gefühle unter Kontrolle hatten. Karate Kid zum Beispiel. Haudraufs dagegen gehen bei jeder Provokation an die Decke und explodieren, und andere – Samurais oder Elite-Soldaten zum Beispiel – zucken nicht mal mit der Wimper, wenn sie bedroht werden. Deren Puls bleibt absolut ruhig, bis zu dem Moment, an dem sie Taten sprechen lassen. Und selbst während ihrer Kämpfe tun sie intuitiv das Richtige. Dank ihrer Gelassenheit sind sie immer Herr der Lage und haben alles unter Kontrolle.

So wollte ich auch immer sein.

Der Grund dafür könnte in meiner Kindheit liegen. Vielleicht will ich nicht so sein wie mein Vater, der seine Aggressionen mir und meiner Mutter gegenüber überhaupt nicht im Griff hatte. Vielleicht finde ich es aber auch einfach nur unnötig, anderen Menschen gegenüber aggressiv zu sein. Meine Motivation speist sich nicht aus Wut. Ich will mich von ihr nicht beherrschen lassen und das gelingt mir sehr gut. Ich bin zum Beispiel niemand, der andere anschreit – weder Liz noch die Kinder. Ich mache deutliche Ansagen, was ich cool finde und was nicht, aber lautes Herumschreien ist für mich ein vollkommen falsches Signal, weil es unproduktiv ist. Interessant finde ich, wie viele Menschen sich im Alltag nicht mehr unter Kontrolle haben, vor allem im Straßenverkehr. Etwa wenn es an einer Ampel nicht fix genug geht. Wie schnell manche Leute da mit der Hand an der Hupe sind. Ich könnte in dieser Situation zurückhupen, mir allerlei Schimpfwörter einfallen lassen oder den Mittelfinger zeigen, ich tue es aber nicht. Ich schalte viel lieber den Warnblinker an und schlurfe genüsslich – jetzt erst recht – im Schneckentempo los. Wenn ich dann überholt werde und mir die Leute einen Scheibenwischer zeigen, schicke ich ihnen einen Kussmund zurück. Love rules!

Ich genieße diese Momente regelrecht, in denen mein Gegenüber bereits vollkommen ausrastet und ich dagegen gelassen, aber hoch wachsam bleiben kann. Schließlich weiß ich, dass ich mich zur Wehr setzen kann, und ich habe keine Angst vor Konflikten. Interessanterweise scheint meine Ruhe andere mitunter mehr zu provozieren, als wenn ich ihnen einen Spruch reindrücken würde. Zum Beispiel kam ich mit Liz von irgendeinem Event zurück. Unser Transporter war ewig lang, sodass ich ihn, als wir an einer Tankstelle haltmachten, über mehrere Parklücken quer parken musste. Das Fahrzeug hatte leider auch keine Heckkamera. Als wir losfahren wollten und ich kurz zurücksetzte, hörte ich plötzlich ein lautes Geschrei. Ich war zu Tode erschrocken: Fuck, was ist da passiert? Habe ich etwa ein Kind überfahren? So wie draußen geschrien wurde, musste etwas ganz Schlimmes passiert sein. Ich bin sofort ausgestiegen: Hinter unserem Transporter stand ein BMW, der auch quer stand, obwohl er in einer Parklücke ganz normal Platz gehabt hätte. Die Familie hatte sich wohl gerade etwas von der Tanke geholt, denn das ganze Essen und Trinken stand auf dem Autodach. Zum Glück war jedoch eigentlich gar nichts weiter geschehen, ich hatte nur leicht die Stoßstange berührt, ohne sie jedoch zu verbeulen. Doch anstatt sich ebenfalls erleichtert zu zeigen, fing der BMW-Fahrer sofort an, mich zu beleidigen. Auch seine Frau schimpfte wie wild in meine Richtung. Ich habe mich nur umgedreht und bin zu meinem Sitz gegangen, wo noch ein Stück Brezel lag. Das habe ich genommen, mich damit hingesetzt und zu den schimpfenden Rohrspatzen ganz ruhig gesagt: »Dann können wir ja jetzt die Polizei rufen. Wollt ihr das machen? Oder soll ich das machen?« Was passierte? Die beiden regten sich noch mehr auf. Schließlich kam die Polizei, die den beiden – immer noch am Schimpfen – erst mal erklärte, dass sie mit ihrem BMW so nicht hätten parken dürfen. Ich weiß nicht mehr genau, ob ich in dem Moment auch äußerlich gelacht habe, innerlich tat ich es aber aus vollem Herzen. Obwohl auch meine Personalien aufgenommen wurden, habe ich nie wieder etwas von dieser Angelegenheit gehört. In solchen Momenten habe ich das Gefühl, dass mich das Leben für meine Gelassenheit, für meine Fähigkeit, mich zu kontrollieren, belohnt. Danke.

Ebenfalls im Straßenverkehr habe ich oft die eine oder andere brenzlige Situation erlebt, in der mir meine Fähigkeit zur Selbstkontrolle sehr geholfen hat. Ich bin zum Beispiel mal auf einer Autobahn-Auffahrt hinter einem LKW hergefahren. Gerade als ich beschleunigte, löst sich der Anhänger des LKW und fliegt umher. Ich konnte zum Glück sofort reagieren, ausweichen und einfach weiterfahren. Es war super knapp und ich bin sogar kurz mit meinem Wagen gedriftet. Und ohne Mist, mein Puls war überhaupt nicht in die Höhe gegangen. Ich habe reagiert, ich wusste, mir ist nichts passiert: Ruhig weiteratmen! Die Situation hat mich nicht aus der Bahn geworfen. Als ich das hinterher realisiert hatte, habe ich mich richtig darüber gefreut, denn genau diese Stärke habe ich immer entwickeln wollen. Zum Glück war auch dem LKW-Fahrer und nachfolgenden Fahrern nichts passiert.

Normalerweise lasse ich Herausforderungen gern auf mich zukommen. Ich gehe gern unvoreingenommen und unbelastet an die Dinge heran. So wie etwa beim 100-Kilometer-in-24-Stunden-Marsch. Für meine Einstellung, mich nicht groß mit Material zu beschäftigen, habe ich in diesem Fall jede Menge Lehrgeld gezahlt: Meine Füße waren kaputt, das Knie lädiert. Aber drei Versuche später war die Challenge ja zum Glück gemeistert.

Mein Bedürfnis nach Kontrolle beginnt auch in einem anderen Bereich zu wachsen. Nicht zuletzt aufgrund dieser Erfahrungen hatte ich mir bei *7 vs. Wild* in Schweden eigentlich vorgenommen, mich ein bisschen besser vorzubereiten, und mir tatsächlich ein paar Bücher gekauft. Mit dem Wissen daraus hätte ich mir bestimmt eine prima *7 vs. Wild*-Strategie zurechtlegen können, quasi meinen persönlichen *7 vs. Wild*-Businessplan schreiben können. Ich habe es nicht geschafft. Von den ganzen Büchern habe ich mir nur eines etwas genauer angeschaut und den Rest überflogen, selbst den praktischen Vorbereitungsteil habe ich schleifen lassen. Ich startete das Schweden-Abenteuer lediglich mit dem Know-how von einer Übernachtung bei mir im Wald.

Nachdem ich mittlerweile einige Abenteuer zusammen mit Fritz Meinecke erleben durfte, habe ich begriffen, dass ein bisschen Vorbereitung nicht schadet. Dank Fritz sehe ich Vorbereitung mittlerweile als Guthaben auf meinem Ich-will-die-Kontrolle-behalten-Konto. Früher habe ich tatsächlich einen Tag vor einem Trip mein Zeug wahllos in einen Rucksack geschmissen. Wenn ich etwas vergessen hatte – Pech gehabt. Zu erleben, wie akribisch Fritz sich in seine Vorhaben hineindenkt, hat mir imponiert. Von ihm habe ich gelernt: Alles hat seinen Platz. Das fängt schon bei der Jacke an, die ich im Alltag trage. Der Haustürschlüssel gehört in die linke Tasche, das Handy in die rechte. Immer. So sitzt später jeder Handgriff, wenn man mal etwas braucht. Man bleibt Herr der Lage und spart Zeit und Nerven. Fritz ist auch jemand, der erst mal alles ausprobiert, bevor er es auf eine Reise mitnimmt. Der bestellt sich fünf Messer und drei Schlafsäcke und wählt hinterher aus allen Sachen die Kombination, die am besten zum Vorhaben passt, und schreibt eine Packliste. Klar schafft auch er es nicht immer, alle Eventualitäten eines Trips im Vorhinein zu bedenken. Aber dieses strukturierte Vorgehen beeindruckt mich. Mittlerweile habe ich mich selbst schon einmal beim Schreiben einer Packliste erwischt. Es hat mir sogar Spaß gemacht, ein Abenteuer ein bisschen organisierter zu starten, allerdings ohne mich über die Ausrüstung zu definieren. Es gibt Menschen, die viel Zeit damit verbringen, Geld zu verdienen, um sich dann eine Ausrüstung vom Allerfeinsten kaufen können. Aber am Ende des Tages mit diesem 1A-Equipment eben doch nicht den Berg rauf- oder runterkommen, weil sie eben gar keine Zeit in die Verbesserung ihrer körperlichen Konstitution gesteckt haben. Allerdings bin ich bei manchen Dingen schon eine Gear-Bitch. Für Hightech-Militärausrüstung in Top-Qualität gebe ich auch richtig gern Geld aus, weil ich Spaß daran habe. Aber ich vergesse darüber nicht das Wichtigste: meinen Körper. Ist er schwach, nützt ihm die beste Ausrüstung wenig.

Die Kontrolle zu behalten hilft mir auch dabei, anderen Menschen besser helfen zu können. Wer ausrastet oder geschockt ist, ist nicht in der Lage, rationale Entscheidungen zu treffen oder überlegt zu handeln. Das habe ich leider bei zahlreichen Unfällen in Bikeparks erlebt. Wenn jemand, der mir wichtig ist, wütend ist und Hilfe braucht, wie zum Beispiel meine Töchter oder ein Kumpel, dann versuche ich ihnen beizustehen. Ich möchte ihnen helfen, die Kontrolle wiederzuerlangen. Ich rede beruhigend auf sie ein und versuche ihnen eine andere Perspektive aufzuzeigen: »Schau mal, versuch das doch mal so. Vielleicht klappt das besser.« Aber diese Hilfestellung kann ich nur leisten, wenn ich selbst ruhig bin, keine Angst habe und in keinem Schockzustand verharre. Um anderen helfen zu können, muss ich mich selbst unter Kontrolle haben. Ich muss den Zustand der Entspannung und Ruhe vorleben, in den ich andere bringen will. Bei der Geburt unserer Zwillinge lief das suboptimal. Liz hatte natürlich starke Schmerzen und leider kam der Arzt nicht rechtzeitig, um noch ein Anästhesiemittel zu spritzen. Liz musste also ohne Schmerzmittel da durch. Ich dachte mir: Okay, mein Job ist es jetzt, absolute Ruhe auszustrahlen. Und so habe ich dann auch mit ihr die ganze Zeit gesprochen. »Gaaaaanz ruhig.«

Irgendwann hat sich mich angeschrien: »Boah, Fabio, halt einfach dein Maul.« Bis heute regt sie sich lachend darüber auf, wie tiefenentspannt ich damals war.

Ein Thema, das mich immer wieder beschäftigt, ist die Kontrolle über die Zeit. Das letzte Mal Langeweile hatte ich in der Schule. Dort ist die Zeit für mich unendlich langsam vergangen. Ich weiß gar nicht, wie oft ich dasaß und hoffte, die Stunde würde gleich vorbei sein. Und dann guck ich auf die Uhr und es waren erst 10 Minuten rum. Alter, das kann doch nicht wahr sein! Und wenn ich Pech hatte, dann war es auch noch eine Doppelstunde. Die waren zäh wie Kaugummi. In der Schule habe ich dauernd daran gedacht, wie viele sinnvolle Sachen ich doch anstellen könnte, statt meine Zeit abzusitzen. Ich mag es nicht, wenn meine Zeit fremdbestimmt wird. Ich brenne und ich will meine Zeit optimal nutzen. Daher fällt es mir schwer, mich zwischen den vielen Möglichkeiten, die sich mir bieten, zu entscheiden. Es sind nun mal oft einzigartige Highlights und Chancen und die Frage lautet: Was ist die Alternative? Was mache ich stattdessen? Also sage ich zu und verliere dadurch die Kontrolle über meine Zeit. Ich merke manchmal, dass es mir regelrecht schwerfällt, im Hier und Jetzt zu bleiben, da ich häufig von einem Highlight zum nächsten sprinte. Das ist zum einen ein Privileg, zum anderen habe ich das Gefühl, dass mein Leben dadurch superschnell vorübergeht. Einerseits brauche ich diese Geschwindigkeit, andererseits denke ich mir manchmal: Hätte ich ein bisschen mehr Herrschaft über meine Zeit und ein bisschen mehr Abstand zwischen meinen Projekten, könnte ich öfter innehalten und meine Eindrücke bewusster verarbeiten. Es passiert mir oft, dass ich Monate nach einem Trip einen Flashback kriege und überhaupt realisiere, was da passiert ist und was ich Krasses erlebt habe.

Ich versuche daher in letzter Zeit, mich häufiger zu bremsen und mir bewusst zu sagen: Okay, jetzt machst du mal einen Vormittag oder einen Nachmittag frei und spielst Gitarre. Oder ich zocke ein bisschen, einfach nur um runterzukommen. Ich muss allerdings aufpassen, dass ich dann nicht sofort wieder in mein Anspruchsdenken verfalle, es besonders gut machen zu wollen. Ich bin zwar alles andere als ein Perfektionist, aber am Ende will ich eben doch immer ein Ziel erreichen und etwas geschafft haben. Wenn ich mich daher an der Gitarre einmal verspiele, muss ich lernen, dass das okay ist, schließlich ist das Ganze nur ein Hobby ... Ich muss nicht gleich wieder anfangen, stundenlang an meiner Technik zu arbeiten, wie es mein natürlicher Impuls ist. In diesem Fall muss ich keine Leistung bringen. Aber das anzunehmen fällt mir nicht leicht.

Mein ständiger Kampf mit der Zeit führt dazu, dass ich mit Trödelei nichts anfangen kann. Ich habe zum Beispiel einen Freund, mit dem ich gerne Fahrrad fahre, Nico Reuter. Aber wenn ich dann bei Nico bin, ist es, als würde die Zeit in ein schwarzes Loch fallen. Und ich denke dann nur: Alter, wo ist der Tag hin und was haben wir eigentlich gemacht? Da sind wir um 9 Uhr zum Radfahren verabredet und es kann passieren, dass wir das Haus erst um 12 Uhr verlassen. Da wird noch ein Kaffee getrunken. Da muss noch ein Anruf gemacht werden. Hallo, Fokus bitte! Wir wollten doch biken! Dieses Herumtrödeln macht mich kirre. Die Tage mit Nico sind dann trotzdem cool, aber ich denke: Oh Mann, mit einem anderen Zeitmanagement und mit einer anderen Motivation hätten wir heute so viel mehr schaffen können.

Wie gut es mir tut, die Kontrolle über meine Zeit zu haben, merke ich immer daran, dass ich es schaffe zu meditieren, was ich vor einiger Zeit angefangen habe. Auch hier eifere ich den Vorbildern aus Kampfsportfilmen aus Kindheitstagen nach. Das Finden der inneren Ruhe durch Meditation, das Loslassen ist dort oft ein gängiges Motiv gewesen. Insbesondere das Thema Atmung beschäftigt mich dabei. Das bewusste Atmen in den Bauch hinein hilft mir nämlich nicht nur bei der Meditation, sondern normalerweise auch in Momenten, in denen ich Angst habe. Es sind 10 oder 15 Minuten, die ich mir für die Meditation nehme und in denen ich versuche, alles abzuschütteln. Das gelingt mir allerdings nicht immer, zum Beispiel nicht an den Tagen, an denen ich von einem Termin zum nächsten muss: hier ein Call, danach Training, zwischendrin noch mit dem Hund raus und die Mädchen vom Kindergarten abholen. An solchen Tagen, die vollgepackt sind mit Alltags- und Job-Action, kriege ich meinen Kopf nur schwer frei. Aber ich sehe das als einen Prozess.

Kontrolle ist schließlich wie vieles andere etwas, das man lernen kann. Das ist mir beim Biken bewusst geworden. Am Anfang fühlten sich Sprünge und Tricks total *out of control* an. Man hebt schief in die Luft ab, landet schief, man stürzt. Am Anfang denkt man im Flug nur: Oh Gott! Man macht sich steif und hofft, irgendwie mit heiler Haut rauszukommen. Es sind nur Sekundenbruchteile, in denen man handeln muss. Doch je öfter du dich dem Kontrollverlust aussetzt, desto größer werden deine Möglichkeiten zu handeln. In dem Moment, in dem man den Sprung oder den Trick spürt, scheint sich die Zeit auszudehnen. Bei einem Backflip weiß ich genau: Okay, ich drehe jetzt. Ich merke im Sprung: Na ja, das war jetzt vielleicht ein bisschen zu schnell gedreht. Ich muss aber ein bisschen langsamer drehen. Also muss ich mich größer machen. Wenn ich dagegen zu langsam anrotiert habe, dann mache ich mich kleiner. Ich bin handlungsfähig und fliege daher nicht mehr so oft auf die Fresse wie früher, weil ich die Kontrolle über mich und über die Zeit gewonnen habe. Früher habe ich mich bei Sprüngen eher wie ein Passagier gefühlt, heute bin ich der Pilot. Ich habe die volle Kontrolle über die Maschine. Anschnallen bitte.

Verantwortung

Wer oder was bestimmt dein Leben?

Verantwortung für mich und mein Leben zu übernehmen gehört zu den wichtigsten Dingen, die ich von meiner Mutter gelernt habe. Schon von klein auf hat sie mir klargemacht, dass ich für meine Taten geradestehen muss. Ich habe als Kind gern Streiche gespielt – so harmlose Sachen wie Klingelstreiche oder Böller in Briefkästen werfen. Einmal, ich war in der Grundschule, habe ich gelbe Kreide aus der Mittagsbetreuung mitgenommen und bin an jedem Haus bis zu mir nach Hause mit dieser gelben Kreide entlanggegangen und habe die Wände vollgeschmiert. Das ganze Dorf war gelb. Was ich nicht bedacht hatte, war die Tatsache, dass die Spur genau an unserem Haus endete. Ich wurde also sofort als Urheber der Schmiererei enttarnt. Damals tat meine Mutter etwas, dass sich mir eingebrannt hat: Sie ist mit mir zu jedem Haus hin und hat sich mit mir gemeinsam bei den Leuten entschuldigt. Und dann haben wir die Kreide gemeinsam von den Häusern abgewaschen. Bis heute finde ich es klasse, dass sie das getan hat. Sie hat mich nicht mit dieser Sache allein gelassen, sondern gesagt: Fabio, du hast Mist gebaut, du musst dazu stehen, aber ich bin trotzdem an deiner Seite. So versuche ich es auch in meinem Leben zu handhaben. Leute machen Fehler, aber wenn sie Verantwortung dafür übernehmen und versuchen, es wieder geradezubiegen, bin ich an ihrer Seite.

Während meine Mutter das Thema Verantwortung sehr ernst nahm, war es meinem Vater wohl nicht so wichtig. Obwohl er gut verdiente, und auch meine Mutter gearbeitet hat, hatten wir immer Schulden. Er kaufte sich gern Designerklamotten, wodurch das Geld an anderer Stelle fehlte. Ich erinnere mich, dass sich meine Eltern oft gestritten haben, weil das Konto mal wieder im Minus war, er sich zuvor jedoch wieder eine teure Jacke made in Italy gekauft hatte. Meine Mutter hat dagegen immer sehr sparsam gelebt und versucht das Geld zusammenzuhalten. Manchmal konnten meine Eltern sich Geld von meinen Großeltern leihen, um das Konto wieder ins Plus zu bringen. Ich erinnere mich sogar noch an Termine bei der Bank, bei denen ich dabeisaß und die Diskussionen um Dispokredite verfolgte. Als sich meine Eltern scheiden ließen, lag auch die Frage auf dem Tisch, was mit den Schulden für die Eigentumswohnung passieren wird.

Um sie behalten zu können, weil sich meine Mutter wünschte, sie mir einmal später zu vererben, ließ sie sich auf einen außergewöhnlichen Deal ein: Sie übernahm alle Schulden und zahlte meinen Vater aus, obwohl sie viel weniger als er verdiente. Sie übernahm die Verantwortung. Hätte sie das nicht gemacht, wäre die Wohnung verkauft worden. Als die Bank diese Finanzierung durchgerechnet hatte, hieß es: Das kann doch gar nicht funktionieren. Meine Mutter hat es aber trotzdem irgendwie hingekriegt, indem sie morgens vor der Arbeit noch einen zweiten Job beim Bäcker angenommen hat. Sie hat das durchgezogen. Wenn in den letzten Jahren Reparaturen anstanden, habe ich ihr angeboten, ihr Geld zu geben. Sie sagt dann immer: »Oh, das ist aber lieb von dir.« Und zwei Tage später kommt dann die Nachricht: »Du, ich habe das anders geklärt.« Seit ich ihre Bankverbindung herausbekommen habe, unterstütze ich sie jeden Monat einfach so, ohne dass sie etwas dagegen unternehmen kann. Ich bewundere, dass sie es immer geschafft hat, sich nicht zum Opfer zu machen oder machen zu lassen. Sie hat viel eingesteckt und gekämpft, aber sie hat sich nie selbst aufgegeben. Auch hat sie nie den anderen die Schuld an ihrem Schicksal gegeben, sondern immer selbst die Verantwortung für sich übernommen. Dabei war ihr Sicherheit wichtig, was sicherlich einem bürgerlichen Ideal entspricht.

Ich finde es wichtig, für sich selbst Verantwortung zu übernehmen. Jeder sollte sich immer zuerst fragen, was er tun kann, um seine Lebenssituation zu verändern oder zu verbessern. Schon mehrmals habe ich Freunden, die mich darum gebeten haben, dabei geholfen, aus ihren alten ungesunden Routinen auszubrechen. Und obwohl sie gemerkt haben, dass ihnen der gesunde Lebensstil guttat, fielen sie nach einiger Zeit wieder in ihre alten Verhaltensmuster zurück. Warum? Weil sie sich zu Opfern ihrer Lebensumstände gemacht haben: Angeblich lässt ihnen der Beruf keine Zeit für Sport, Bewegung oder Abenteuer. Der Familienalltag oder jeden Tag gesund zu kochen sei einfach zu stressig. Sie geben die Verantwortung für ihr Leben ab, was ich traurig finde. Aber Verantwortung – nicht nur für einen selbst, sondern auch anderen gegenüber – scheint generell etwas aus der Mode gekommen zu sein.

Wenn ich sehe, dass irgendwo ein Unrecht geschieht, schreite ich ein. Es haben in meiner Kindheit zum Beispiel viele Leute mitbekommen, dass meine Eltern miteinander stritten. Das Geschrei war für unsere Nachbarn nicht zu überhören. Meine Oma hat meine Mutter, nachdem sie wegen der Schläge meines Vaters ins Krankenhaus musste, gepflegt. Sie hatte mehrere Brüche und ihr Gesicht war vollkommen zugeschwollen. Das konnte niemand übersehen. Meine Mutter hatte damals noch nicht die Kraft, sich selbst aus dieser Ehe zu befreien. Sie hatte aber auch niemanden, der sie darin bestärkt hat, der ihr gesagt hat, dass das nicht richtig ist. Denn obwohl wir bei unseren Ausflügen oder Restaurantbesuchen das Bild einer heilen Familie abgaben, haben viele Menschen, insbesondere unsere Nachbarn, von den Handgreiflichkeiten gewusst. Jedoch ist niemand eingeschritten oder hat etwas dagegen unternommen. Niemand hat die Polizei angerufen oder nachgefragt, ob er helfen könne. Dabei lebten wir in einer sogenannten gutbürgerlichen Gegend, nicht in einem sozialen Brennpunkt, wo sich die negative Energie aufgrund der angespannten Lebensumstände oft in Streitereien entlädt. In unserer Gegend waren wir jedoch der soziale Brennpunkt. Wir fielen auf. Ich sprach damals auch nicht mit Freunden über die bedrückende Situation, da ich es einfach nicht anders kannte und es demzufolge als normal ansah, dass mein Vater uns so krass drangsalierte. Dass das ganz und gar nicht normal war, habe ich erst später begriffen.

Nach der Scheidung meiner Eltern machten sowohl meine Mutter als auch mein Vater eine Therapie, die beiden auch sehr geholfen hat. Danach habe ich meinen Vater nie wieder aggressiv erlebt. Es kam dennoch zum Bruch zwischen uns. Trotz seiner Therapie schaffte mein Vater es nie, meiner Mutter und mir gegenüber für seine Handlungen die volle Verantwortung zu übernehmen. Bei unserem letzten Kontakt vor einigen Jahren meinte er, er sei doch 95 Prozent der Zeit ein toller Vater gewesen und dass ihm halt ein paar Ausrutscher passiert wären. Da war mir klar, dass es für uns keine Basis für ein vernünftiges Miteinander mehr gab.

Wenn ich sehe, dass Menschen sich schlecht gegenüber anderen benehmen, übernehme ich in solchen Momenten Verantwortung. Es ist mir wichtig, dass diejenigen, die sich danebenbenehmen, ein entsprechendes Feedback bekommen. Bleibt eine solche Rückmeldung aus, machen sie es immer wieder. Wie oft erlebt man es, dass sich Leute im Beruf oder im Alltag rücksichtlos und egoistisch verhalten und dass alle Welt wegschaut. Ich spreche nicht einmal über so klare Missstände, wie eine Frau zu verprügeln. Nehmen wir stattdessen mal eine so vermeintliche Kleinigkeit wie das Vordrängeln an der Supermarktkasse. Ich habe tatsächlich Freunde, die tun dann so, als ob sie das nicht mitbekommen hätten. Sie lassen es so wie alle anderen in der Schlange auch mit sich machen. Ich nicht. Ich spreche jeden an, der sich vordrängelt, weil es nicht richtig ist.

Es ist ein bisschen wie draußen in der Natur, wenn Tiere einen Revierkampf ausfechten und das schwächere muss sich schließlich unterordnen. Was passiert, wenn überall einfach nur noch das Gesetz des Stärkeren herrscht? Dann gehen die Schwächeren vollkommen unter. Ich finde es jedoch wichtig, dass wir Schwächere beschützen. Es geht beim Vordrängeln an der Kasse aber nicht nur um einen Revierkampf, sondern vielmehr um unsere Werte. Je öfter jemand damit durchkommt, sich ohne Konsequenzen auf Kosten der Gemeinschaft einen Vorteil zu verschaffen, desto eher wird er es immer wieder versuchen. In dem Moment, wo er es jedoch zehnmal versucht und zehnmal schön an das Ende der Schlange zurückgeschickt wird, gewöhnt er sich es vielleicht ab. Wir lösen Konflikte nicht, indem wir sie ignorieren. Im Gegenteil, Konflikte, die nicht angesprochen werden, für die sich niemand verantwortlich fühlt, werden mit der Zeit immer größer.

Einen ähnlichen Fall habe ich bei einem meiner Konzerte erlebt, bei dem auch die Kinder mit Liz dabei waren. Die Mädchen haben sich total gefreut, und ich fand es auch mega, dass sie so lange aufgeblieben sind, rumgetanzt haben und sogar den Mut hatten, vorne an die Bühne zu gehen. Ich spiele wie gesagt Metal Core, das ist ein bisschen was anderes als »Schnappi, das Krokodil«. Nach dem Konzert berichtete mir Liz, dass da ein Typ gewesen sei, der die Kinder beschimpft hätte. Er war der Meinung, Kinder hätten auf so einem Konzert nichts zu suchen, es sei unverantwortlich und er würde Kinder sowieso hassen. Als Liz mir das erzählt hat, bin ich sofort zu diesem Typen hin und habe ihn gefragt, warum er ein Problem mit meinen Kindern habe und dass er mir das gerne ins Gesicht sagen könne. Der Kerl war doppelt so breit wie ich, trug eine Goldkette und war genau der Typ große Klappe und nichts dahinter. Er meinte nur: »Ich habe gar nicht deine Kinder gemeint«, und fing an, sich rauszureden. Ich habe ihm gesagt, dass er in meinen Augen das Allerletzte ist, mich dann einfach umgedreht und bin gegangen. Ich meine, was soll man mit jemandem, der von sich selbst sagt, Kinder zu hassen, diskutieren? Es war mir in dem Moment dennoch wichtig, dass ich ihn angesprochen habe, auch den beiden Mädchen gegenüber, damit sie sehen, dass sie keinen Fehler gemacht haben und dass sie, wenn sich jemand ihnen gegenüber abfällig äußert, nicht allein sind. Ich möchte, dass sie sich auch in Zukunft Dinge zutrauen, auf die sie Lust haben, und sich nicht durch die unqualifizierten Kommentare anderer davon abhalten lassen.

Über die Verantwortung für meinen Körper habe ich ja schon gesprochen. Ich versuche ihn so stark wie möglich zu machen, doch wenn ich mal verletzt oder krank war, habe ich den Ärzten so gut es ging Druck gemacht. Ich habe nach der besten Reha gefragt oder nachgeforscht, wer der beste Operateur sei. Dieser Einsatz hat mir einige Türen geöffnet und hat mich zum Beispiel in einem Fall zu einem Spezialisten gebracht, der nur Athleten operiert, weil die sich in der Reha anstrengen. Er wollte als Arzt das bestmögliche Heilungsergebnis und wusste, dass dafür auch die richtige Einstellung bei seinen Patienten und Patientinnen nötig ist. Bei mir rannte er mit dieser Haltung offene Türen ein. Ich habe auch schon oft Reha-Maßnahmen lieber selbst bezahlt, wenn mir die normale nicht vielversprechend erschien. Bei meinem Trümmerbruch im Handgelenk bin ich mehrere Wochen kilometerweit extra zum Olympiastützpunkt Saarbrücken gefahren, um dort die Reha zu machen. Mein Dank gilt noch heute meinem Physiotherapeuten Oliver Muelbredt für all seine Mühe während der intensiven Zeit, die wir miteinander hatten. Wochenlang fuhr ich anderthalb Stunden zur Reha hin und anderthalb Stunden zurück. Die zweistündigen Behandlungen vor Ort führten mich immer wieder an die Schmerzgrenze. Jede Verletzung war bei mir immer mit der Motivation verbunden, stärker als zuvor zurückzukommen. Dass es sich lohnt, Verantwortung für den eigenen Körper zu übernehmen, zeigt mir die Tatsache, dass ich genau das geschafft habe – trotz Milzriss und mehrerer Knochenbrüche.

Sicherheit

Worauf kannst du dich verlassen?

Sicherheit ist ein menschliches Grundbedürfnis. Allerdings benötige ich persönlich dafür kein Leben, in dem ich beim Aufstehen genau weiß, wie der Tag aussehen wird. Mein Gefühl der Sicherheit speist sich aus anderen Quellen als aus Alltags- und Büroroutinen. Es entsteht nicht durch einen besonders hohen Zaun um mein Haus oder durch andere Äußerlichkeiten. Mein Sicherheitsgefühl liegt in meinen Fähigkeiten begründet. Meine Motivation, meine Kraft, meine Fähigkeit, mich zu kontrollieren, mein Umgang mit Angst – all das verschafft mir Sicherheit. Sollte ich morgen alles verlieren, was ich habe, wüsste ich, dass ich mir alles wieder aufbauen könnte. Ich weiß, wie ich wieder in die Gänge komme und was ich tun muss, damit es mir wieder gut geht.

Dieser Fokus auf eine Sicherheit, die viel mehr auf innere als auf äußere Faktoren basiert, hat seinen Ursprung unter anderem in einem Erlebnis, dass ich nie vergessen werde. Im Jahr 2009 fand ich mich einer Situation, in der ich dachte, dass mein Leben gleich vorbei sein würde.

Damals war ich mit einem Kollegen in Sizilien auf einem Bike-Trip. Am Flughafen holten wir den Mietwagen ab, in dem wir unsere Bikes, unsere Fotoausrüstung und die Laptops verstauten. Wir hatten für die ersten Nächte kein Hotel gebucht, sondern wollten draußen pennen. Für die Tage danach hatten uns die Bikes Guides, das Unternehmen, dass uns eingeladen hatte, eine Unterkunft in Aussicht gestellt. Am Abend haben wir dann den großen Fehler gemacht, dass wir rumgefahren sind, um in den Straßen nach einem offenen WLAN zu suchen. (Damals gab es schließlich noch keine entsprechenden Smartphone-Verträge.)

Ich vermute, dass man uns beim Herumcruisen mit unseren Laptops beobachtet hat. Wir hielten schließlich auch irgendwo am Straßenrand an, als wir endlich ein WLAN-Signal gefunden hatten. Und dann nahmen die Dinge ihren Lauf. Nachdem wir erfolgreich unsere Mails gecheckt hatten, wollten wir uns eigentlich ein Restaurant suchen. In einem der Kreisverkehre, wie sie in Italien üblich sind, erwischten wir dabei jedoch eine Abfahrt zu früh und kamen in eine Seitenstraße. Plötzlich spürten wir einen Schlag und hörten einen Knall. Mit einem Mal fuhren zwei Mofafahrer neben uns, von denen einer wild in unsere Richtung gestikulierte und uns aufforderte anzuhalten. Unser Problem war, dass wir uns mittlerweile in einer Sackgasse befanden, in der wir sowieso wohl oder übel hätten anhalten müssen. Das taten wir dann auch. Sobald unser Auto zum Stehen gekommen war, wussten wir, dass wir ein richtig großes Problem hatten. Um uns herum gab es nicht nur die beiden Mofafahrer, sondern auch einen Smart, der sich so geschickt hinter uns gestellt hatte, dass wir nicht rückwärts manövrieren konnten. Wir saßen in der Falle. Und dann sahen wir, dass die Mofafahrer Knarren bei sich hatten.

Einer von ihnen stand auf meiner Seite unseres Wagens. Der andere öffnete die Tür an der Fahrerseite und holte meinen Freund aus dem Auto. Dasselbe hatte auch der Typ auf meiner Seite vor. Allerdings war ich auf den idiotischen Gedanken gekommen, die Tür zuzuhalten, was total sinnlos war. Mein Freund stand ja schon draußen und das Auto war offen. An Wegfahren war nicht zu denken. Aber das Zuhalten der Tür war der erste Gedanke, der mir in den Sinn gekommen war. Also zog ich es durch. Der Typ auf meiner Seite ließ sich jedoch von mir nicht beirren, sondern hob seine Pistole hoch, lud sie vor meinen Augen durch und setze sie in Höhe meines Kopfes an die Scheibe. Ich konnte direkt in den Lauf gucken. Ich wusste, da ist eine Patrone im Lauf. Das Ding ist scharf. Ich ließ die Tür sofort los und hob meine Hände.

Der Augenblick, in dem ich in den Lauf geschaut hatte, dauerte nur den Bruchteil einer Sekunde. Er brannte sich mir jedoch so sehr ein, dass er mir viel länger vorkam. In diesem Augenblick dachte ich: Krass, ich sterbe jetzt. Das war's. Ich komme hier nicht raus. Ich war mir zu 100 Prozent sicher, dass ich jetzt erschossen werde. Und obwohl ich von diesem ungeheuerlichen Gedanken durchdrungen war, empfand ich in meinem Inneren ein Gefühl von Frieden. Ich stand nicht unter Schock und drehte auch nicht durch. In dem Moment war ich ganz bei mir, weil ich wusste, dass ich nichts dagegen tun kann. Ich konnte weder kämpfen noch fliehen. Mein Schicksal lag in der Hand des Mannes, der mit einer durchgeladenen Pistole auf mich zielte.

Nachdem ich die Hände gehoben hatte, öffnete der Typ auf meiner Seite die Tür und zog mich aus dem Wagen. Ich hatte zum Glück mein Handy und meinen Pass in meinem Rucksack, den ich mit den Füßen festhielt, während ich aus dem Auto gezogen wurde. Sobald wir draußen waren, stieg der Beifahrer aus dem Smart aus und übernahm unseren Wagen. Wenige Sekunden später waren alle Mann weg und wir standen allein am Straßenrand. Während ich wenigstens noch Rucksack und Pass bei mir hatte, hatte mein Kumpel alles verloren. Sein Handy, sein Laptop, seinen Pass, sein Geld.

Wir hatten vorgehabt, uns in den nächsten Tagen mit Leuten eines Bike-Touren-Anbieters zu treffen. Doch deren Kontaktdaten befanden sich auf dem gestohlenen Laptop. Als wir versuchten, zu Hause Freunde und Familie zu erreichen, war die erste Reaktion von allen: »Haha, witzig. Verarschen können wir uns allein.« Es war der 1. April. Irgendwie sind wir dann doch noch an die Nummern der Italiener gekommen, die uns dann sofort zur Polizei begleiteten. Zum Glück, denn die Beamten sprachen kein Wort Englisch. Ein paar Tage später wurde unser Mietwagen sogar wiedergefunden. Natürlich ohne unsere Bikes oder die restlichen Sachen. Unsere Fotostory konnten wir zumindest mit geliehenen Bikes und geliehenen Kameras produzieren, sodass die Reise kein kompletter Reinfall für uns war. Wir haben das Beste aus der Situation gemacht. Wir wurden damals sogar von einem Politiker – es muss wohl ein Bürgermeister gewesen sein – eingeladen und kamen ins Fernsehen, weil sich rumgesprochen hatte, dass wir einen Reisebericht über Sizilien machen würden. Um uns milde zu stimmen und unsere Berichterstattung positiv zu gestalten, wurden wir von besagtem Politiker sogar zum Essen eingeladen, was wir allerdings ablehnten, weil wir lieber biken wollten.

Wenn ich an diese Reise zurückdenke, dann bin ich megadankbar. Diese Situation, in der ich in den Lauf der entsicherten Pistole geblickt habe, hat mir gezeigt, wie schnell und unvorhergesehen das Leben vorbei sein kann. Ohne dass ich eine Möglichkeit habe dagegenzusteuern. Nach diesem Erlebnis wusste ich: Sicher ist in diesem Leben eigentlich gar nichts, außer das, was du jetzt gerade tust. Bis heute leite ich aus dieser extremen Erfahrung den Auftrag für mich ab, mein Leben so zu leben, wie ich es will, und es für mich sinnvoll zu gestalten. Gleichzeitig empfinde ich eine riesige Dankbarkeit dafür, überhaupt am Leben zu sein. Ich schätze jede Minute, die guten, wie die schlechten Zeiten.

Dass in mir ein so großes Gefühl der inneren Sicherheit wachsen konnte, verdanke ich auch meinem Freund Jannik Hammes. Wir hatten uns beim Biken kennengelernt und waren einfach auf einer Wellenlänge. 2012 sind wir zusammen nach Norwegen geflogen, um im Bikepark Hafjell zu fahren. Weil wir dort keine Unterkunft hatten, haben wir in der ersten Nacht draußen an der Liftstation gepennt. Es war unfassbar kalt und feucht. In den kommenden Nächten haben wir verschiedene Spots ausprobiert. Es war überall kalt. Erst in der letzten Nacht haben wir uns in die Umkleide des Bikepark geschlichen, vorbei an Lichtschranken und der Security, um wenigstens eine Nacht im halbwegs Warmen zu schlafen. Am Ende hatten wir einen geilen Trip und eine geile Geschichte, mit der wir den Grundstein für unsere Bike-Karriere legen konnten. Mit Jannik ist es immer megaunkompliziert. Genau wie ich denkt er nicht in Problemen, sondern in Lösungen. Wir waren füreinander da, wenn sich der eine verletzt hatte. Er war in den USA dabei, als ich mit meinem Milzriss für zehn Tage ins Krankenhaus musste und mich nicht bewegen durfte. Er stand mir bei, als ich mir eine Schultereckgelenkssprengung in Barcelona zugezogen und später den Unterarm gebrochen hatte. Umgekehrt war ich dabei, als Jannik sich bei einem Sprung über eine Riesenschlucht im Nirgendwo in Green River Utah den Fuß komplett zertrümmert hat. Diese Momente waren alles andere als cool, sie waren intensiv und schmerzvoll. Genauso wie die Tage, an denen wir beide verzweifelten, weil wir befürchteten, diesen oder jenen Sprung nicht filmen zu können, den wir für unsere Geschichte aber unbedingt haben wollten. Wir haben erlebt, dass Bikes an unserem Reiseziel nicht ankamen und wir improvisieren mussten. Doch egal, wie beschissen die Situation war, wir haben es immer geschafft. Es ging immer glimpflich aus. Wir haben immer füreinander sorgen können, den anderen ins Krankenhaus gebracht und ihm dabei geholfen, mit den Schmerzen klarzukommen. Egal, was uns zugestoßen ist, wir haben immer eine Lösung gefunden.

Manchmal kamen mir unsere Trips wie der Einsatz einer Spezialtruppe vor. Wir waren auf einer Mission. Und die musste erfüllt werden, komme was da wolle. Als Jannik mich in den USA mit meinem Milzriss ins Krankenhaus gebracht hatte, stand zum Beispiel noch ein Backflip in der Wüste offen. Zusammen mit unserem Kameramann hat er mich ins Krankenhaus gebracht, hat im Wohnwagen vor dem Krankenhaus übernachtet und ist am nächsten Morgen in aller Frühe zum Spot gefahren, um das Bild zu schießen. Ich wäre nie auf den Gedanken gekommen, dass er bei mir bleiben muss, unsere Mission war schließlich wichtiger als ich. Dass ich mich so blind auf Jannik verlassen konnte und wir all diese intensiven Momente miteinander durchlebt haben, ohne uns einmal ernsthaft zu streiten, hat mein Selbstvertrauen enorm wachsen lassen.

Auch Sicherheit ist etwas, dass man nicht in die Wiege gelegt bekommt. Doch man kann sie sich erarbeiten. Ich weiß genau, wo ich herkomme und was ich durchgemacht habe. Ich habe mich durch unfassbare Angstphasen durchgekämpft und habe mich so intensiv mit meinen Ängsten auseinandergesetzt, dass ich an ihnen gewachsen bin. Nie bin ich einfach nur drauflosgefahren, in der Hoffnung, dass es schon gut geht, sondern habe während meiner Touren immer jedes Detail analysiert, um die Kontrolle zu behalten. Wenn ich einen Sprung gemacht habe, habe ich gecheckt: Oh da ist ein Baum, da darf ich nicht zu weit nach links kommen, sonst knall ich dagegen. Da ist eine nasse Wurzel ... So ging das in einem fort, bis viele Vorsichtsmaßnahmen zu Automatismen geworden sind, sodass das Fahren plötzlich leicht aussah. Und sicher.

Ich glaube fest daran, dass sich Einsatz und Fleiß immer auszahlen - bei jedem. Als ich mein Handgelenk gebrochen hatte, wurde ich von drei Ärzten operiert. Darunter war durch Zufall auch ein Bundeswehrarzt, der schon viele Verletzungen auch aus Kriegsgebieten gesehen hatte und der mir nach der Operation sagte, dass ich nie wieder Rad fahren könnte. Ich würde nie wieder das machen können, was mir am Herzen lag. Sollte er recht behalten? Da war ich mir nicht so sicher. Ich musste ganze drei Monate auf die Beantwortung dieser Frage warten, denn für die Zeit durfte ich mein Handgelenk nicht belasten. Ich durfte mich noch nicht mal auf einem Tisch oder an der Wand abstützen. Als die drei Monate rum waren - ich hatte mir den Tag im Kalender dick angestrichen -, bin ich mit meinem Bike raus in den Garten. Ich trug eine Handorthese, die das Gelenk gegen eine Überstreckung schützt. Ohne mich einzufahren, habe ich sofort einen Backflip gemacht. Ich wollte mir beweisen, dass ich es mental und körperlich noch konnte. Wie gesagt, Ungewissheiten nerven mich. Ich kläre die Dinge gern schnell und direkt.

Selbst wenn ich hingefallen wäre, hätte ich mich sofort wieder aufs Rad gesetzt. Beim Biken ist es wichtig, dass du dir der Gefahren immer bewusst bist, aber gleichzeitig musst du in der Lage sein, den Fokus auf dein Ziel zu richten, auf den nächsten Sprung oder den nächsten Trick. Schaffst du das nicht, kannst du gleich aufhören. Zu diesem Zeitpunkt befanden sich in meinem Handgelenk und Unterarm drei Platten und 18 Schrauben. Ich konnte das Gelenk nicht beugen, es war komplett steif. Zwei Monate später, im Dezember 2019, habe ich an meinem ersten MMA-Amateurkampf in Berlin teilgenommen. Es war die Chance für mich, in die MMA-Welt einzutauchen, und die konnte ich mir nicht entgehen lassen. Das war natürlich total dämlich, was meine Hand anging, aber ich wollte es eben unbedingt. Zum Glück ging alles gut und ich bin bis heute happy, dass ich das gemacht habe, denn danach kam Corona und damit eine Zeit des Stillstandes, mit der jemand wie ich gar nichts anfangen kann.

Ich habe mich auch schon gefragt, was ich machen würde, wenn ich tatsächlich so schwer verletzt wäre, dass ich nicht mehr aufs Fahrrad steigen könnte. Würde ich aufhören? Etwas anderes machen? Nein. Ich würde so lange nach einer Möglichkeit suchen, doch noch fahren zu können, bis ich sie gefunden habe. Als ich zum Beispiel mein Handgelenk nicht belasten durfte, habe ich mir einfach ein Liegerad besorgt und bin damit die Trails runtergefahren. Ich lenkte halt mit der anderen Hand. Ich kenne Biker, die nur ein Bein oder einen Arm haben. Ich habe mal ein Video über Brian Bushway gesehen, der fast komplett blind ist und trotzdem Mountainbike und Skateboard fährt. Er hat gelernt, mit seinen Ohren zu sehen und über Echos die Entfernung von Objekten wahrzunehmen. Oder nehmen wir Paul Basagoitia, ein Profi-Mountainbiker. 2015 zog er sich eine Rückenmarksverletzung zu, nach der er seine Beine nicht mehr bewegen konnte. Er hat noch immer kein Gefühl in den Beinen, aber er hat seinen Oberkörper so hart trainiert, dass er mithilfe eines Stockes wieder gehen kann. Sogar in den Sattel hat er es wieder geschafft. Er kann wieder mit einem E-Bike fahren und springt damit sogar oder macht kleinere Tricks. Klar sind damit keine Wettbewerbe mehr drin, aber Paul kann noch immer das machen, was er am meisten liebt. Wenn mich ein solches Schicksal ereilen würde, bin ich sicher, dass ich versuchen würde, es auch wieder aufs Bike zu schaffen, angetrieben von meiner Leidenschaft. Erst wenn die nicht mehr da wäre, würde ich aufhören und mir überlegen, etwas anderes zu machen.

Interessant an der Selbstsicherheit ist, dass sie nicht nur nach innen, sondern auch nach außen strahlt. Es gab schon so einige Situationen in meinem Leben, in denen mir das echt den Arsch gerettet hat. Zum Beispiel als ich einmal abends mit Liz in Koblenz unterwegs war. Wir waren in der Nähe des Bahnhofs und wollten zu ihrem Auto, als ich plötzlich schnelle Schritte hinter mir hörte. Ich dachte mir nichts dabei. Wahrscheinlich hatte es jemand eilig, um seinen Zug zu erwischen. Ich bin instinktiv zur Seite gegangen, damit die Person Platz hat vorbeizurennen. Das hatte diese Person jedoch gar nicht vor. Ich fühlte einen Stoß von hinten, der mich zum Glück nicht auf den Boden warf. Als ich mich umdrehte, stand vor mir ein Bilderbuch-Nazi mit Bomberjacke und Glatze. Er erzählte mir sofort, dass ich jetzt ein dickes Problem hätte. Ich schaute ihm in die Augen und meinte ganz ruhig: »Nee, habe ich nicht, komm, geh weiter.« Liz und ich, wir haben uns umgedreht und wollten weggehen. Der Typ folgte uns jedoch und fing dann auch noch an,

Liz zu beleidigen. In dem Moment habe ich den Schalter umgelegt und bin komplett ausgerastet. Ich war richtig laut, wie es sonst gar nicht meine Art ist, und richtig asozial. Ich habe gedroht, jetzt hier sofort seinen Kopf auf dem Bordstein zu zertreten. Ich habe ihn einfach nur angeschrien und war komplett im Eskalationsmodus. Als ich dann auch noch einen Schritt auf ihn zumachte, drehte er sich um und lief weg. Ich hatte diesen Typen nicht einmal anpacken müssen. Meine Selbstsicherheit und meine Angriffslust hatten ihn in die Flucht geschlagen. Liz meinte hinterher nur, sie hätte in dem Moment mehr Angst vor mir gehabt als vor dem Nazi.

Wie solche Situationen enden, hat immer auch etwas mit dem eigenen Auftreten zu tun. Was ich jedem nur empfehlen kann, der häufiger abends in problematischen Gegenden unterwegs ist: Steck einen Mundschutz ein. Solltest du zufällig dumm angemacht werden, mach dir erst mal den Mundschutz rein und biete den Streitwilligen ganz ruhig an, die Situation jetzt zu klären. Ich bin sicher, dass sich dein Gegenüber genau überlegen wird, ob er gegen einen solchen Psychopathen antreten will, der so schnell vom Opfer- in den Angriffsmodus schaltet.

Angriff

Wofür kämpfst du?

Ich habe mich schon als Kind als Kämpfer gefühlt und zu Kämpfern hingezogen gefühlt. In der Schule hatte ich ab der 5. Klasse Latein und ab der 6. Altgriechisch. Ich weiß noch, als wir im Unterricht zum ersten Mal Texte über Sparta übersetzt haben. Das war einer der wenigen Momente, in denen mich der Unterrichtsstoff fasziniert hat: diese Disziplin der Spartaner, der Wille, das Ertragen von Schmerzen! Nicht nur Sportler sind Kämpfer. Viele Menschen haben ein Ziel und verfolgen es leidenschaftlich. Und sie sind bereit, sich gegen Widerstände durchzusetzen. Sie geben nicht gleich auf, sondern machen weiter: noch ein Anlauf und noch ein Anlauf. Im Mindset dieser Kämpfer ist alles enthalten, das ich auch für mich beanspruche. Das Engagement anderer berührt mich manchmal im tiefsten Herzen. Ich finde, es ist das Ehrbarste, für seine Ziele, seine Überzeugungen und seine Werte einzustehen und diese - auch kämpfend - zu verteidigen. Kämpfen bedeutet für mich nicht, geil auf Gewalt oder darauf, Leute umzunieten, zu sein. Kämpfen heißt für mich vor allem, sich selbst nicht zum Opfer zu machen, sondern für sich einzustehen.

In meine erste Schlägerei wurde ich verwickelt, als ich 18 war. Ich war noch Schüler und mit einem Kumpel und einer Freundin abends in der Stadt. Ich hatte einen Döner gekauft und wir spazierten einfach so in der Gegend herum. Als wir durch eine kleine Gasse gingen, kamen gerade sechs Hip-Hop-Gangster-Macker aus einem Club. Keine Ahnung warum, aber ich wusste sofort: Das gibt Stress. Die sechs Jungs strahlten unverkennbar Aggressivität aus. Vielleicht waren sie deswegen auch gerade aus dem Club geflogen. Als wir an ihnen vorbeigingen, sprach einer uns an, ob wir eine Zigarette für ihn hätten. Wir erwiderten höflich, dass wir Nichtraucher seien, und gingen weiter. Die sechs folgten uns. Als wir wenig später den Jesuitenplatz in der Altstadt erreichten, begegnete uns eine Bekannte. Ich dachte in dem Moment nur, das ist gerade ein ganz beschissenes Timing, weil wir jetzt hier stehen bleiben und diese Typen sind direkt hinter uns. Aber es war eh schon zu spät. Nachdem wir haltgemacht hatten, haben sich die sechs Leute in einem Halbkreis um mich und meinen Kumpel aufgestellt. Unsere Freundin und ihre Bekannte standen zum Glück abseits. Der gleiche Typ machte jetzt noch einmal eine Ansage: »Ihr habt jetzt eine Zigarette für mich.« Wir meinten nur: »Nee, wir sind leider immer noch keine Raucher.« Ich aß ruhig meinen Döner zu Ende. Mir war aber längst klar, dass wir beiden Jungs aus dieser Situation nicht mehr rauskamen. Die hatten Bock, sich mit uns zu schlagen. Wir waren eh nur zu zweit – leichte Beute in ihren Augen. Die werden das jetzt eskalieren lassen und dann wird es eine Prügelei geben, dachte ich bei mir. Und genau so kam es. Die Jungs legten mit den üblichen »Ich fick deine Mutter«-Sprüchen und anderen Beleidigungen los. Unwillkürlich musste ich lachen und fragte die Typen, ob sie aus dem Kindergarten kämen und dort solche Sprüche gelernt hätten. Ich habe versucht, ihnen durch meine Stimme und durch meine Körpersprache zu signalisieren, dass sie hier an der falschen Adresse seien. Dass ich keine Angst hätte und dass es mir völlig egal sei, dass sie zu sechst sind. Der Chef der Truppe hat sich jedoch nur noch mehr aufgeregt. Als ich schließlich mit meinem Döner fertig war, habe ich das Döner-Papier und meine Serviette zusammengeknüllt und bin zu demjenigen hingegangen, der die ganze Zeit die große Klappe hatte. Ich habe ihm das dreckige Papierknäuel in die Jackentasche gestopft und zu ihm gesagt: »So, bei dem Müll, den du laberst, ist das bei dir viel besser aufgehoben.« In seinen Augen funkelte die blanke Wut. Wir standen so nah beieinander, dass sich unsere Nasen fast berührten. Als ich ihm dann auch noch einen zärtlichen Eskimo-Kuss mit der Nase gegeben habe, gab es kein Halten mehr. Er schubste mich. Ich schubste zurück. Und dann stiegen die anderen ein. Sofort traf mich der allererste Schlag voller Wucht ins Gesicht. In dem Moment habe ich sofort den Schalter umgelegt. Der erste Schlag, den ich gemacht habe, ging ins Leere, sodass ich mich um die eigene Achse drehte. Ein paar der nächsten Schläge waren gezielter.

Wenig später lagen zwei von denen und ich auf dem Boden. Die Situation, die dazu führte, war reinstes Comedy-Gold. Ein etwas dickerer Typ und ich hatten gleichzeitig zugeschlagen, gleichzeitig getroffen und waren gleichzeitig zu Boden gegangen. Dort bekam ich von einem anderen einen fiesen Tritt in die Rippen. Ich hatte nur den einen Gedanken: Du musst sofort wieder hoch, sonst wirst du hier auf den Pflastersteinen zusammengetreten. Ich rappelte mich also sofort wieder auf. Mein Kumpel, der auch gleich eine abgekriegt hatte, war komplett erstarrt und konnte nichts machen. Doch die Typen beachteten ihn zum Glück auch gar nicht mehr. Ich hatte tatsächlich alle sechs Hip-Hopper gegen mich. Ich hätte gerne ein Video davon, weil jeder glaubt, dass ich die Geschichte übertreibe. Nachdem wir uns eine Weile lang gekeilt und alle ordentlich was abgekriegt hatten, waren von den sechs Leuten nur noch zwei kampfwillig – aber auch nur eingeschränkt. Ihr verletzter Stolz nagte in ihnen. Einerseits waren sie verunsichert, andererseits versuchten sie uns gegenüber weiterhin einen auf dicke Hose zu machen. Ich schnappte mir schließlich meinen Kumpel und unsere Freundin – ihre Bekannte war vorher schon weggelaufen – und ging einfach weg. Die zwei liefen zwar noch ein Weile hinter uns her, aber nachdem ich mich noch einmal umgedreht hatte und ruhig meinte, dass jetzt ja wohl jeder seinen Spaß gehabt hätte, ließen sie von uns ab. Von den Passanten, die die Prügelei beobachtet hatten, war übrigens keiner eingeschritten. Nur einer meinte so halbherzig, dass er die Polizei rufen würde, getan hat er es aber nicht.

Ich hatte ein blaues Auge und mehrere Prellungen. Meine Hände waren so geschwollen, dass ich meine Fingerknöchel nicht mehr gesehen habe. Dennoch fühlte ich mich wie ein Sieger – auf jeden Fall moralisch. Zu keinem Zeitpunkt hatte ich Angst gezeigt, gezögert oder klein beigegeben. Ich hatte mich gewehrt. Sechs Leute hatten es nicht geschafft, mich fertigzumachen. Was mich hinterher noch stolzer machte, war, was darauf folgte. Die Schlägerei hatte in der Nacht von Samstag auf Sonntag stattgefunden. Zu der Zeit hatte ich schon einen Minijob und habe immer Sonntagfrüh Zeitungen ausgetragen. So auch am Tag darauf, trotz dicker Knöchel und blauem Auge. Ich habe es durchgezogen, statt zu jammern. In der Schule hatte ich fortan den Spitznamen Taz, wie der Tasmanische Teufel aus den Bugs-Bunny-Cartoons, weil ich bei der Schlägerei wie der Tasmanische Teufel von Gegner zu Gegner gewirbelt bin.

Ich will diese Schlägerei auf keinen Fall glorifizieren. Hätte an jenem Abend jemand ein Messer dabeigehabt, wäre ich ganz anders aus der Situation rausgegangen. Dass es so gelaufen ist, da gehört natürlich auch Glück dazu. Aber ein Stück weit muss und kann man sich dieses Glück eben auch erarbeiten. Einige Leute glauben, wenn sie sich nicht wehren, dann hört der andere schon auf. So denke ich nicht. Ich bin davon überzeugt, dass ohne Gegenwehr Angreifer nur noch brutaler werden, weil sie die Gelegenheit haben, ihren Sadismus auszuleben. Bei einem wehrlosen Opfer können sie in aller Ruhe überlegen, was sie mit ihm als Nächstes anstellen. Ja, ich habe die sechs Leute provoziert. Wir hätten auch einfach versuchen können wegzurennen. Nur führt genau das dazu, dass solche Bullys, die abends nach Opfern Ausschau halten, das immer wieder tun.

Ich glaube, dass viel zu wenig Menschen sich wehren und für ihre Werte kämpfen. Es wird uns auch ein Stück weit aberzogen. Alle Konflikte sollen immer friedlich gelöst werden. Man soll kompromissbereit sein, wird uns beigebracht. Grundsätzlich ist das schön und richtig. Aber ein Kompromiss bedeutet, dass beide Seiten sich bewegen müssen, und nicht, dass einer einfach nachgibt und dem anderen gibt, was er haben will. Wer immer nur in solche faulen Kompromisse einlenkt und seine eigenen Bedürfnisse hinten anstellt, dem wird es mit der Zeit immer schlechter gehen.

Ich verstehe nicht, dass kämpfen zu können von vielen automatisch als etwas Schlechtes angesehen wird. Ich glaube, die meisten denken bei einem Kämpfer an einen grobschlächtigen, gewaltgeilen Typen, der es cool findet, andere aufgrund seiner Stärke zu unterdrücken. Ich habe dieses Bild auch lange in mir getragen. Meine Mutter hatte mir zum Beispiel vermittelt, dass jeder, der zum Bund geht, nicht wisse, was er mit seinem Leben anfangen will, waffengeil sei und saufen will. Soldaten? Alles Loser. Ich selbst hab dann ja auch Zivildienst gemacht. Dieses Bild von Soldaten und dem Militär hat sich mit den Jahren geändert. Später, als ich Menschen wie Otto Karasch alias OttoBulletproof kennengelernt habe, sah ich mich darin bestätigt. In Gesprächen mit Menschen, die in Spezialeinheiten oder bei der Polizei gewesen sind, habe ich gemerkt, dass deren Motivation und Charakter ganz anders sind. Sie sind eher so drauf wie ich. Vielleicht liegt diese komische Einstellungen Kämpfern gegenüber auch daran, dass in der Öffentlichkeit Freundlichkeit häufig mit Schwäche gleichgesetzt wird. Unfreundlichkeit, dieses laute Alpha-Gehabe, wird mit Stärke assoziiert. Jemand, der freundlich ist, der kann kein Kämpfer sein. Kämpfer sind nur die Assis im Bus, vor denen man Angst hat, aber keine sympathischen Familienväter, die fröhlich und liebevoll sind.

Seit im Februar 2022 der Krieg in der Ukraine ausgebrochen ist, habe ich mich extrem mit diesem Thema beschäftigt und auch viel mit Liz darüber gesprochen, was wir machen würden, wenn sich der Konflikt bis zu uns nach Deutschland ausbreiten würde. Mein erster Gedanke war, dass wir Flugtickets für die ganze Familie nach Kanada kaufen und alle sofort verschwinden. Nachdem der Fluchtimpuls sich gelegt hatte, kam in mir jedoch der Gedanke hoch: Alter, klar habe ich meine Familie in Sicherheit gebracht, aber was ist das eigentlich für ein Respekt vor den Werten und vor dem Leben, dass wir hier in Europa haben? Wenn jetzt jeder sagt, »Hey, ich fliehe«, gibt es irgendwann keinen Ort mehr, der so frei ist, um das Leben zu leben, wie wir es kennen, weil sich andere Menschen mit anderen Wertvorstellungen nach und nach jeden Ort einverleiben, den wir verlassen. Das wird ihnen gelingen, weil keiner hingeht und sagt: »Hier ist eine Grenze. Du und deine Wertvorstellungen haben hier nichts verloren.«

Durch den Krieg in der Ukraine ist mir bewusst geworden, dass das Leben, dass wir hier leben dürfen, nicht kostenlos ist. Man muss sich nur ein wenig in der Welt umschauen, um zu sehen, dass es keine Selbstverständlichkeit ist, dass bei uns jeder seine Religion praktizieren, seine Sexualität ausleben und seine Meinung frei sagen kann. Bei allen Problemen, die es auch hierzulande gibt: Jeder, der rumheult, wir könnten in Deutschland nicht unsere Meinung sagen, kommt mit dem Widerspruch nicht klar oder hat einfach keine Eier in der Hose. Und dass Rassismus und Hetze gegen andere und Schwächere keine Meinung sind, darüber brauchen wir hoffentlich gar nicht erst reden.

Ich habe dann weitergedacht, wie es wäre, wenn ich hierbleiben und kämpfen würde. Dagegen spricht natürlich der Gedanke, dass ich für meine Familie da sein muss. Meine Töchter haben schon jetzt manchmal Probleme, wenn ich tagelang weg bin. Für die beiden wäre es sehr schwer, allein in Kanada oder sonstwo zu sein und nicht zu wissen, warum der Papa nicht da ist. Ich habe dieses Szenario noch weitergesponnen und überlegt: Was, wenn ich doch mit meiner Familie mitgehe? Wie wäre das in zehn Jahren? Würde mich diese Entscheidung verfolgen? Ja, ich wäre in dieser Zeit für meine Töchter da gewesen, sie bedeuten mir alles im Leben. Und natürlich möchte ich bei ihnen sein, aber das geht anderen Vätern ja genauso. Keiner will seine Kinder verlassen. Könnte ich damit leben zu wissen, dass Hunderte oder Tausende dieser Väter in den letzten Jahren gestorben sind, weil sie für die Werte Deutschlands und Europas eingestanden sind? Währenddessen sitze ich irgendwo im Warmen, weil ich die entsprechenden finanziellen Mittel hatte. Ich habe mich dann entschieden, dass ich in Zukunft Reservist bei der Bundeswehr sein will. Es wäre purer Egoismus, Deutschland zu verlassen. Das könnte ich nicht mit meinem Gewissen vereinbaren. Würde jeder so denken, gäbe es schon bald keine freien Länder mehr, wie wir sie kennen.

Ich habe noch ein anderes Bild vor Augen, dass mich in meinem Entschluss gestärkt hat. Was würdest du tun, wenn nachts ein Einbrecher in dein Haus kommt, der anfängt, alles kaputtzumachen? Würdest du zu ihm hingehen und sagen: »Lieber Mensch, hier sind die Schlüssel, das ist jetzt dein Haus. Ich suche mir ein neues«? Oder würdest du nicht alles daransetzen, dein Haus zu verteidigen und den Einbrecher zu vertreiben?

Deshalb kann ich auch null nachvollziehen, wie Menschen der Ukraine die Unterstützung verweigern wollen. Wenn ich mir anschaue, mit welchen Ländern Russland gemeinsame Sachen macht, was dort für Werte herrschen, dann ist für mich – bei aller Kritik, die man haben kann – klar, für welche Seite ich mich entscheide. Für mich ist klar, wer in diesem Konflikt der Böse ist. Ich kann auch überhaupt nicht verstehen, dass Menschen unseren Bundeskanzler einen Kriegstreiber nennen mit der Begründung, dass sie gegen Krieg seien. Ihrer Meinung nach wäre der Krieg ohne die Waffenlieferungen längst zu Ende. Ich bin auch gegen Krieg. Aber dass Menschen in Deutschland sagen, dass die Ukraine selbst schuld sei, sie hätten sich ja einfach von Anfang an ergeben können, dann wäre es gar nicht so weit gekommen, finde ich einfach nur krass. Für mich ist das so was von weit weg von der Realität. Denkt man das weiter, soll dann eine Frau, wenn sie vergewaltigt wird, einfach mitmachen, damit das nicht so schlimm ist? Weil sie sonst selbst schuld daran wäre, dass sie noch stärker psychisch und physisch verletzt ist?

Ich finde, den Menschen, die so denken, fehlen die Dankbarkeit und das Bewusstsein dafür, wie gut es uns hier geht. In meinen Augen leben sie in einer Traumwelt. Sie haben nicht verstanden, wie diese Welt funktioniert. Es sind Menschen, die sich auf dem Schulhof auch das Butterbrot klauen lassen, ohne sich zu wehren, und sich so quasi zum Diener des Bullys machen.

Wie die Ukrainer sich gegen das übermächtige Russland schlagen, imponiert mir sehr. Mich erinnert dieses Volk an die Spartiaten. Ich bewundere, mit welcher Willenskraft und mit welchem Kampfgeist die Ukrainer nicht nur ihre Familien und ihre Heimat verteidigen, sondern auch unsere demokratischen Werte. Ich werde auch nie den Stolz und die Würde der geflüchteten Frauen vergessen, die sich getrennt von ihren Männern mit ihren Kindern in Sicherheit brachten. Otto und ich waren kurz nach Ausbruch des Krieges im März 2022 an die ukrainische Grenze gefahren und haben dort Familien aus einem Flüchtlingscamp abgeholt und zu Bekannten nach Deutschland gebracht. Der Kontakt war über Otto zustande gekommen, der Freunde hatte, die sogar in die Ukraine gefahren waren, um Leute aus den angegriffenen Städten zu holen. Diese brachten sie zu einem Flüchtlingscamp an die polnisch-ukrainische Grenze, wo Menschen wie wir oder Hilfsorganisationen die Geflüchteten weiter nach Deutschland oder in andere Länder brachten.

Am Ende unserer Reise erzählten uns die Frauen von den erschütternden Details ihrer Flucht. Sie waren unheimlich dankbar, wollten uns aber gleichzeitig so wenig Aufwand wie möglich bereiten. Beim Abschied sagten sie zu uns, dass wir jederzeit in der Ukraine willkommen wären, sobald der Krieg vorbei sei. Ein kleines Mädchen hat mir zum Abschied sogar eine Tafel Schokolade geschenkt, die sie aus ihrem Rucksack geholt hat, in dem sich alles befand, was sie noch besaß.

Nachdem wir die Leute bei ihren Bekannten abgesetzt hatten, heulten Otto und ich Rotz und Wasser. Und wenn ich mich frage, ob das kleine Mädchen seinen Vater, der in der Ukraine zurückgeblieben ist, je wiedergesehen hat oder wiedersehen wird, bricht es mir wieder das Herz.

Ich kann mir gut vorstellen, dass solche politischen Gedanken und solches politische Engagement im Zusammenhang mit mir verwirren. Die meisten kennen mich eben nur als den lustigen Typen von den Bike- und Adventure-Videos. Aber ich bin eben auch ein politischer Mensch. Mir ist es nicht egal, wie wir als Gesellschaft zusammenleben. Und dabei schaue ich nicht nur nach Deutschland, sondern eben auch über den Tellerrand hinaus. Durch meine vielen Reisen habe ich große Teile der Welt sehen dürfen. Ich bin wirklich dankbar für die Freiheit, die wir hier leben dürfen.

Wie in der Weltpolitik funktioniert Machtpolitik ja auch im Alltag. Ich selbst habe lange genug damit zu tun gehabt, anderen Menschen Grenzen zu setzen, weil sie es nicht gelernt haben. Zum Glück habe ich nie richtig in einem Büro gearbeitet, aber die Machtkämpfe unter Kollegen, von denen mir Freunde erzählen, klingen krass blödsinnig. Wer sich da in die Opferrolle begibt, wer nicht lernt, »Nein« zu sagen, der geht unter. Und wie ich zuvor schon geschildert habe, ist ein »Nein«, eine aufrichtige klare Haltung, manchmal als Abwehr von potenziellen Aggressoren schon vollkommen ausreichend. Aber das trauen sich die meisten nicht zu. Etwa weil ihnen schon als Kind eingeredet worden ist, dass der Klügere nachgibt. Aber wenn die Klugen immer und immer nachgeben, haben irgendwann nur noch die Dummen das Sagen.

Ich bin in meinem Leben genug Menschen begegnet, die sich freiwillig zu Opfern machen, statt zu kämpfen. Sie denken, es sei in Ordnung, was ihnen passiert, und der andere wird schon zur Besinnung kommen, man müsste nur lange genug mit ihm reden oder jammern. Ich verstehe, dass man Konflikte zuerst mit Worten lösen will. Für mich ist Selbstverteidigung auch immer nur das allerletzte Mittel. Ich versuche Auseinandersetzungen erst immer mit Worten zu lösen. Ich habe nie den ersten Schlag getan, aber es gibt manchmal einfach Situationen, aus denen man anders nicht rauskommt. Einige Menschen verstehen keine andere Sprache als die der Stärke. Zeigt man ihnen gegenüber keine Stärke und hält nicht irgendwie gegen, dann wird das als Schwäche interpretiert und sie machen erst recht weiter. Das habe ich in so vielen Situationen erlebt, in denen ich höflich gesagt habe: »Ey, ich habe kein Problem mit dir, komm, lass mich in Ruhe.« Das wurde so oft als Schwäche interpretiert und der Aggressor hat weitergemacht, weil er glaubte, ich sei ein williges Opfer und er habe den Sieg quasi schon in der Tasche.

Ich weiß genau, wann es sich zu kämpfen lohnt. Zum Beispiel kann ich einige Sachen mit meinem Handeln ändern, andere muss ich akzeptieren, schlechtes Wetter zum Beispiel. Das kann ich nicht ändern, daher rege ich mich darüber auch nicht auf. Wofür ich dagegen gern kämpfe, sind meine Überzeugungen. Als ich zum Beispiel mit dem Kampfsport angefangen habe, habe ich aus der Bike-Szene unheimlich viel Unverständnis geerntet. Aber ich habe eben diese Leidenschaft für Kampfsport entdeckt. »Lieber ein Krieger im Garten, als ein Gärtner im Krieg.« Ich möchte für mich dieses Samurai-Krieger-Motto in die Tat umsetzen. Das bedeutet nicht, dass mir das Biken plötzlich egal ist oder dass Kampfsport besser ist als Biken. Da sind wir schon wieder bei diesen ganzen Schwanzlängenvergleichen, auf die ich einfach keine Lust habe.

Es heißt ja, Angriff sei die beste Verteidigung. Ich würde mir wünschen, dass wir Angriff nicht mehr automatisch mit Gewalt gleichsetzen. Vielleicht wäre es besser, wenn wir sagen: Kämpfen ist die beste Verteidigung. Sich zur Wehr setzen und sich Konflikten zu stellen ist die beste Verteidigung. Ich greife gerne an. Dabei bin ich selbst mein häufigster Gegner. Wenn ich bei meinen Aktionen Schmerzen in meinem Körper gespürt habe, habe ich nicht angefangen zu jammern, sondern bin zum Gegenangriff übergegangen, in dem ich mich gepusht oder eben auch mal beschimpft habe. Als ich wie bei *7 vs. Wild* unter einem krassen Kaloriendefizit litt, weil ich nur ein paar Handvoll Blaubeeren gegessen hatte, bin ich natürlich lethargisch geworden. Sobald ich die Lethargie gespürt habe, habe ich sie zu meinem Feind erklärt und sie bekämpft, indem ich mir immer wieder selbst in den Hintern getreten habe. Wenn ich ewig Angst vor einem Sprung hatte, war Angriff manchmal meine einzige Möglichkeit, den Angstwolf zu verjagen. Auf ihn mit Gebrüll! Meine häufigsten und wichtigsten Gegner sind tatsächlich mein innerer Schweinhund, die Trägheit und meine Ängste.

Wenn ich überlege, wie sich das Kämpfen in realen bedrohlichen Situationen für mich anfühlt oder wo ich das Gefühl verorte, das mich überkommt, wenn ich in den Angriffsmodus gehe, dann bin ich beim Herzen. Es fühlt sich an wie eine Ultra-Power, die ich dann auch ausstrahle. Ich glaube, dass es vielen Menschen auch deshalb so schwerfällt, ihre Komfortzone zu verlassen, weil sie es nie gelernt haben, sich ihren Konflikten zu stellen – weder den äußeren noch den inneren. Dabei sind Lösungen für die inneren Konflikte besonders wichtig. Bei Auseinandersetzungen in der Realität ist das Weglaufen ja immer eine Option, die sogar einigermaßen funktionieren kann. Vor sich selbst kann man jedoch nicht weglaufen, die inneren Konflikte holen einen immer wieder ein.

Das Thema Angriff beschäftigte mich auch in den Vorbereitungen auf meinen ersten MMA-Profikampf. Ich war zuversichtlich, da ich ja bisher in vielen Situationen, in denen es richtig ernst war, immer funktioniert hatte. In all diesen Situationen hatte ich null Angst gespürt. Ich war kein Opfer und war bereit zu kämpfen. Das dachte ich jedenfalls, aber ich merkte im Sparring auch manchmal, dass ich es nicht schaffte, den Schalter komplett umzulegen. Ich war nicht automatisch in diesem Es-geht-um-Leben-und-Tod-Modus, denn ich hatte immer irgendwie im Hinterkopf, dass das Sparring nicht echt sei. Es war eine künstlich geschaffene Situation, in der es zwar sogar noch krasser als in einer Schlägerei auf der Straße zuging, weil sich zwei Menschen gegenüberstehen, die das Kämpfen trainiert haben und die genau wissen, wie sie dem anderen wehtun können. Aber irgendetwas fehlte. Ich machte mir dennoch keinen großen Kopf. Ich war sicher, dass ich im Kampf selbst keine Probleme haben würde.

Ein paar Monate vor meinen ersten Kampf habe ich bei einem Zwischenstopp in Las Vegas in einem Gym trainiert. Dort traf ich zufällig auch auf einen Kämpfer der UFC, der größten MMA-Liga der Welt. Dieser Kämpfer hatte schon etliche Kämpfe erlebt. Wir kamen ins Gespräch und er erzählte mir, dass er bis heute echte Todesangst vor den Kämpfen habe, mit der er umgehen müsse. Ich war verwundert. Als ich Otto davon erzählte, war er ebenfalls baff, weil auch er davon ausging, dass solche erfahrenen Kämpfer ihre Angst absolut beherrschen könnten. Er selbst kannte es von seinen Einsätzen nicht anders. Erst als ich ihm von dem Problem der »echten« Bedrohung erzählte, konnte er es nachvollziehen. Der Sparringspartner oder der Gegner im Ring seien eben nicht mit dem Einbrecher zu vergleichen, der nachts dein Haus ausräumt. Bei dem würde keiner von uns zögern und sofort handeln.

Mein Trainer Rasa und Niels vom MMA Spirit gaben mir zudem mit auf den Weg, mich im Kampf nicht vom Adrenalinrausch übermannen zu lassen. Sie warnten mich, es werde jede Menge Adrenalin ausgeschüttet. MMA-Kämpfer Stephan Pütz, der mir mittlerweile ein guter Freud geworden ist, erzählte mir in der Vorbereitung, dass er das Adrenalin bereits vier Tage vor seinem ersten Kampf spüren konnte. Vier Tage lang war er wie ein Stehaufmännchen, das kaum zur Ruhe kam. Davor wollten mich Rasa und Niels bewahren. Sie sagten mir, dass ich trotz des Adrenalins im Käfig sofort fokussieren müsse. Es bringe nichts, kopflos durch den Käfig zu springen und einfach nur drauflosprügeln. Tut man es doch, könne der Kampf nach zehn Sekunden vorbei sein, ein Schlag reiche. Ein Extraleben wie bei Computer-Games gäbe es nicht, deswegen sei es umso wichtiger, sich zu schützen. »Kalte« Aggressivität sei das richtige Mittel. Man müsse taktisch kämpfen und sich den Gegner genau ausgucken. Ein Kämpfer müsse reagieren, seine Schwächen analysieren und angreifen. Aus diesem Grund hatte Rasa mich im ja auch gegen so unterschiedliche Kämpfer antreten lassen, damit ich lerne, mich auf unterschiedliche Kampfstile einzustellen. Er machte mir auch klar, dass mein Gegner mir nichts schenken würde. Er habe genauso hart trainiert wie ich und es werde ein Kampf auf Augenhöhe sein. Tja, und dann kam alles ganz anders.

Angst II

Lernprozesse

Es gibt Tage im Leben, die alles verändern, die dein Leben in ein Davor und ein Danach teilen. Der 18. Februar 2023 war der Tag, an dem ich mir einen lang gehegten Traum erfüllen wollte: Ich wollte in meinem ersten MMA-Profi-Fight antreten. Ich brannte darauf, die Zeit im Cage zu erleben. Um dieses Ziel zu erreichen, hatte ich über Monate alles gegeben. Ich habe vielleicht zwei Videos und daher kaum noch Kooperationen gemacht, um mich voll auf mein Training konzentrieren zu können. Woche für Woche bin ich nach Frankfurt gefahren, um im legendären MMA-Spirit-Gym zu trainieren. Die letzten sechs Wochen vor dem Kampf habe ich mich vollkommen von meiner Familie abgekapselt und bin ins Hotel gezogen, um mich dort absolut fokussieren zu können. An sechs Tagen in der Woche standen je zwei Trainingseinheiten an. Ich wollte optimal vorbereitet sein, und noch beim Wiegen vor dem Kampf und beim Face Off war ich der festen Überzeugung, dass ich das auch bin. Doch wenig später in der Nacht meldete sich mein Ego und nahm mich mit auf einen Trip, den ich mein Leben lang nicht vergessen werden. Doch der Reihe nach.

Trainingseindrücke

Das Training für meinen ersten MMA-Profikampf war für mich eine Achterbahnfahrt. Beim Sparring gab es Tage, an denen es richtig gut lief, an denen ich richtig harte Sparringrunden für mich entscheiden konnte. Ich habe die Leute auf den Boden geholt und mit Schlägen eingedeckt. Ich fühlte mich danach megagut. Es gab aber auch sehr viele Tage, besonders beim Sparring mit den Profis, an denen ich ordentlich einstecken musste. An einem dieser Tage sind sogar Tränen geflossen. Ich hatte so hart über mehrere Runden auf die Fresse bekommen, dass ich stark an mir zweifelte. Das Training der vergangenen Monate steckte mir ebenfalls in den Knochen. In diesem Moment kamen die andere Kämpfer zu mir und sprachen mir Trost zu: »Ey, Fabio, das ist ganz normal, hier hat jeder von uns schon geheult.« Einer der Trainer meinte, das seien genau die Emotionen, die Kämpfer bräuchten. »Du bist mit dem Herzen dabei. Das ist wichtig.« Dem Gefühl, dass sich das Sparring mitunter virtuell für mich anfühlte und ich nicht nur gegen meinen Gegner, sondern auch gegen meine angezogene Handbremse ankämpfte, maß ich keine große Bedeutung bei. Ich war sicher: Im echten Kampf würde sich dieses Problem in Luft auflösen.

Das Training war extrem hart. So intensiv hatte ich vorher noch nie trainiert. Ich war stolz auf mich, dass ich mich durch die ganze Scheiße Tag für Tag durchdrückte und trotzdem motiviert blieb. Ich pushte mich immer wieder: Ich ziehe durch. Es geht nur noch ums Trainieren. Essen, Schlafen, wieder Trainieren. Und ich habe ja auch die Ergebnisse gesehen. Bei den Sparrings zum Beispiel fiel mir auf: Oh krass, jemand sackt gerade wegen Schmerzen zusammen, die ich ihm zugefügt habe. Er braucht gerade eine Pause. Mir wurde klar, das ganze Training bringt was. Während ich immer zuversichtlicher wurde, änderte sich die Stimmung bei meinen Trainingspartnern plötzlich. Zwei Wochen vor unseren angesetzten Kämpfen spürte ich eine zunehmende Aufregung. Verpasse ich gerade irgendwas? Obwohl sie viel mehr Erfahrung als ich hatten und natürlich auch sehr viel besser waren, waren sie nervös. Ich erinnerte mich an meinen zurückliegenden Box- und Amateur-MMA-Kampf und dass ich im Vorfeld nicht aufgeregt war. Die Anspannung kam erst beim Binden der Hände. Ich dachte also, dass alles gut ist. Ich funktioniere halt einfach anders.

Vorbereitung und Face Off

Am Donnerstag vor dem Kampf am 18. Februar 2023 ging es zusammen mit meinem Trainer nach Bonn. Ich habe mich während der Fahrt und auch später im Hotel, in dem wir untergebracht waren und in dem auch der Kampf stattfinden würde, einfach nur gefreut. Jetzt geht es endlich los! In Bonn stand der Weight Cut an, der als Kampf vor dem Kampf gilt und schon die ganze Woche lief. An Tag 1 musste ich 9 Liter Wasser trinken. An Tag 2 waren es »nur« noch 7 Liter, an Tag 3 schließlich 4 Liter. Und jetzt am Donnerstag durfte ich nur noch 400 Milliliter trinken.

Ziel des Weight Cuts ist es, Gewicht zu verlieren. Dafür wird zuerst die Nierentätigkeit durch erhöhte Wasserzufuhr wie verrückt angekurbelt. Nach und nach wird die Trinkmenge jedoch reduziert. Die Nieren arbeiten jedoch weiter und sorgen dafür, dass der Körper weiterhin ordentlich Flüssigkeit und somit an Gewicht verliert. Unterstützt wird der Weight Cut durch ein Training im Schwitzanzug, das stand am Abend an. Ich habe geschwitzt wie Sau und innerhalb von 2 Stunden etwa 4 Kilo Gewicht verloren. Begleitet wurden wir dabei von Daniel Weichel, der MMA-Legende, der 1999 seinen ersten MMA-Kampf hatte, als es in Deutschland noch unbekannt war. Er hatte für uns einen Kräutertee gekocht, von dem wir jeder einen Schluck tranken, als wir in unseren Schwitzanzügen beim Ausschwitzen auf dem Boden lagen. Als ich den Tee im Mund hatte, war das so eine Geschmacksexplosion, so intensiv, dabei war es nur stinknormaler Kräutertee. Bei diesem einzigen Schluck habe ich gedacht: Alter, das ist das Geilste, was ich jemals getrunken habe! Danach durfte ich nichts mehr trinken.

In der Nacht zum 17. Februar 2023 habe ich kaum geschlafen. Ich hatte einen kleinen Lutscher von meinem Trainer Rasa Hajati bekommen. Ich dachte nur: Wow, was für ein Geschmack. Wie geil, Speichel. Irgendwann war der Lutscher natürlich alle und mein Mund war so dermaßen trocken, dass ich dauernd aufgestanden bin, um mir Wasser in den Mund laufen lassen, das ich dann wieder ausgespuckt habe. In dem Moment dachte ich nur: Es gibt keine schlechten Tage, wenn man etwas zu trinken hat. Ich habe mir da einfach nichts sehnlicher gewünscht. Einfach nur trinken, die ganze Zeit trinken. Das war krass.

Zum Glück stand am nächsten Morgen um 9 Uhr die Kampfwaage an. Ich musste 74,8 Kilogramm auf die Waage bringen. Ich stand bei 74. Danach wurde ich noch vom Arzt durchgecheckt, der mir die Freigabe für den Kampf erteilte. Geschafft. Jetzt konnte ich endlich wieder etwas trinken und vernünftig essen. Am Freitagabend stand das Face Off mit meinem Gegner an. Normalerweise bin ich ein sehr respektvoller Mensch, ich würde von meiner Seite aus niemals Leute dumm anmachen oder provozieren. Werde ich allerdings provoziert, verstecke ich mich nicht, im Gegenteil. Beim Face Off hat mein Gegner etwas gemacht, das mir eigentlich in die Karten gespielt hat. Er kam einfach ganz nah an mich heran und hat mir die Faust unters Kinn gehalten. In dem Moment war ich - wie in den Situationen, die ich früher schon in echt auf der Straße erlebt habe - direkt im Fight Modus. Ich war bereit, mich zu wehren und zu kämpfen. Doch erst mal habe ich mir gedacht: Mein Lieber, dich küsse ich jetzt einfach mal auf die Nase. Nachdem ich das gemacht hatte, sah ich, dass bei meinem Gegner eine Sicherung durchgebrannt ist. Ich hatte ihn genau da, wo ich ihn haben wollte. Ich fühlte mich mega. Am liebsten wäre ich sofort in den Käfig gestiegen. Bis zum Kampfbeginn waren es jedoch noch 24 Stunden.

Das Ego meldet sich

Etwas später am Abend ging es los. Wir waren so gegen 23 Uhr noch in eine Pizzeria etwas essen gegangen und es wurde spät und später. Ich fühlte mich, als litte ich unter Jetlag, schließlich hatte ich in der Nacht des Weight Cut nur etwa zwei oder drei Stunden geschlafen. Ich war müde und aufgekratzt zugleich, dabei ging es mir so richtig kacke. Ich hatte nur noch so einen leeren Blick, habe nicht mehr rumgealbert und ich habe auch gar nicht mehr an den Gesprächen teilgenommen. Meine Gedanken kreisten plötzlich nur noch darum, wie ich in der Nacht schlafen würde. Ich litt seit geraumer Zeit unter Schlafstörungen. Sie hatten angefangen, nachdem die Kinder auf die Welt gekommen waren, und das nächtliche Hochschrecken bei kleinsten Störungen ist mir anscheinend in Fleisch und Blut übergegangen. Selbst wenn ich allein im Hotel bin, schlafe ich nicht mehr richtig gut. Was ist, wenn ich heute Nacht auch nicht schlafe? Obwohl ich gerade so fertig bin. Bin ich jetzt vielleicht schon wieder drüber? Bin ich zu lange wach geblieben? Ich dachte nur, fuck, wenn du heute Nacht nicht schläfst, bist du morgen Abend nicht fit. So fing es an in meinem Kopf zu rattern. Die Gedanken hörten auch nicht auf, als wir im Hotel zurück waren. Ich legte mich hin, schlief wohl kurz ein und schreckte mitten in der Nacht hoch. Und hatte Panik. Ich erinnerte mich an ein Videotelefonat, dass ich am Mittwochabend, einen Tag vor Abreise zum Hotel, mit meinen Kids und meiner Frau geführt hatte. Eine meine Töchter hatte dabei geweint und war untröstlich. Sie fragte mich: »Warum musst du die ganze Zeit trainieren? Warum musst du kämpfen? Ich will zu dir.« Ihr Gesicht und ihr Weinen hatten sich in mein Gedächtnis eingebrannt. Ich hatte noch versucht, sie zu trösten, und gesagt: »Hey, am Sonntag habe ich es geschafft, dann bin ich wieder zu Hause, dann habe ich wieder Zeit zum Kuscheln und Spielen.« Da wusste ich aber schon, dass wir nach dem Kampf zwar eine Woche Familienurlaub geplant hatten, ich aber danach gleich mit Fritz nach Grönland fliegen würde. Der Aufenthalt zu Hause würde kurz sein. In dem Moment beim Telefonieren hatte ich ein ganz schlechtes Gefühl.

Genau dasselbe Gefühl stieg in mir wieder hoch, als ich gegen 2 Uhr nachts schweißgebadet in meinem Hotelzimmer hochschreckte. Mein Herz raste, als ich mich an das Telefonat mit meiner Familie erinnerte, und dachte nur: Was ist das, wenn du nicht nach Hause kommst? Was ist das, wenn du ins Krankenhaus musst? Wie erklärst du das deinen Kids? Ist die Nummer gerade zu groß für dich? Warum gehst du dieses Risiko eigentlich ein? Das ist kein echter Kampf. Niemand bedroht dich. Du hast deine Familie zu Hause. Was, wenn dir etwas passiert und du deiner Familie nicht mehr beistehen kannst, wenn sie im echten Leben bedroht wird?

Auf einmal kamen lauter Zweifel in mir hoch, die ich vorher noch nie hatte. Ich erinnerte mich auch an einen Satz, den Stephan Pütz mir einmal gesagt hatte: Er sei im Käfig deswegen so fokussiert und motiviert, weil er im schlimmsten Fall mit einer Behinderung aus dem Käfig rausgehe. Die Wahrscheinlichkeit, dass das passiert, ist wahnsinnig gering und wenn man so anfängt zu denken, dürfte man eigentlich auch kein Auto mehr fahren. Aber dieser Satz brannte jetzt in meinem Kopf. Alter, was ist, wenn ich nach dem Kampf behindert bin und mich nicht mehr um meine Kinder kümmern kann? Ich versuchte gegen diese Gedanken anzukämpfen und meinen Mutwolf zu füttern. Ich machte Atemübungen. Ich fluchte. Ich redete mir gut zu. Ich versuchte jeden Trick, den ich kannte. Es half nichts. Mein Herz raste. Bumm, Bumm, Bumm. Ich war am Schwitzen und dachte: Scheiße, wie komme ich hier aus dieser Nummer raus?

Die Entscheidung

Am Morgen, noch vor dem Training, offenbarte ich Niels Schlaegel meine Angst. Ich weinte hemmungslos. Schlaegel ist der Mann hinter dem MMA-Spirit und hat schon etliche Kämpfer begleitet. Er verstand sofort, was mir da gerade passiert war, und versuchte es mir zu erklären. Mein Ego würde mir gerade alles erzählen, was nötig sei, damit ich mich gut fühlte, aus dieser Situation herauszukommen. Natürlich sei es nachvollziehbar, dass ich zu meinen Kindern wolle, aber ich würde sie ja auf jeden Fall sehen. Selbst wenn ich im Krankenhaus landen sollte, kommen die mich besuchen. Niels sagte mir, dass diese 15 Minuten Kampf entweder mit mir oder ohne mich zu Ende gehen werden. Diese 15 Minuten vergehen, gleichgültig, ob ich im Cage kämpfte oder nicht. Er erklärte mir auch, dass das, was ich durchmachte, typisch sei: Es ist die Auseinandersetzung mit dem eigenen Tod. Er habe so viele Kämpfer unterschiedlichster Level begleitet und sei nach all den Jahren in der MMA-Szene von niemandem überrascht, der sagt: »Ich habe Angst, ich habe Panik, ich will nicht kämpfen.« Entweder würden die Kämpfer die Kurve noch kriegen oder halt nicht. Ihm zufolge gehe es eigentlich gar nicht so sehr um den Kampf an sich, sondern um den Prozess, den jeder Kämpfer beim Training und im Kampf durchmache. Es gehe um die Reise. Alles, was ich sage, sei nachvollziehbar, aber es sei nur mein Ego, auf dessen Einflüsterungen ich nicht reinfallen solle. Ich hätte trainiert und die Fähigkeiten für den Kampf. »Das ist ein Kampf auf Augenhöhe.« Niels sagte mir auch, dass ich mich wahrscheinlich für einen Moment sehr gut fühlen werde, wenn ich entschiede, heute nicht zu kämpfen. »Aber danach wirst du es jeden Tag bereuen.« Genauso ist es dann auch gekommen. Ich hörte in dem Moment zwar, was Niels mir sagte und verstand es auch. Aber ich war blockiert, nicht mehr handlungsfähig. Ich hatte mich einfach nicht mehr unter Kontrolle.

Wir entschieden dann, dass ich erst mal niemanden etwas von meinen Ängsten erzähle und auf jeden Fall noch das Abschlusstraining mit meinen drei Teamkollegen mitmache. Es ist das letzte Training, bevor die Hände gemacht, also bandagiert und getapt werden. Danach sollte ich mich endgültig entscheiden.

Das Training bestand aus drei Runden. In den ersten beiden war ich gut drauf. Es hat sich alles flüssig angefühlt. Ich war im Fokus. In der letzten Runde habe ich jedoch gemerkt: Meine Panik kommt wieder hoch. Danach fühlte ich mich wie gebrochen. Mir kamen die Tränen. Alle im Raum haben sofort gecheckt, was abgeht. Die anderen Kämpfer ließen mich mit Niels und meinem Trainer Rasa allein. Wir haben uns zusammengehockt und ich war wieder nur am Heulen und schämte mich. In dem Moment dachte ich: Alter, das kann nicht wahr sein! Die beiden haben so viel Energie in mich gesteckt. Sie haben mir geholfen, in das Gym reinzukommen. Niels und Rasa hätten so viel anderes in dieser Zeit machen können. Vor anderthalb Jahren saß ich mit Niels zusammen und ich hatte gesagt, dass ich kämpfen will und ob sie mich unterstützen könnten. Und sie haben alles gegeben. Und ich? Ich stehe ausgerechnet am Tag des Kampfes da und kriege es nicht gebacken.

Obwohl ich ihnen vorher versichert hatte, dass ich mir der Risiken bewusst sei. Ich dachte auch an die Leute in der Halle. Ich wusste, dass über 600 Leute sich nur meinetwegen Tickets für den Kampftag gekauft hatten. Ich hatte schon am Vortag Leute im Hotel getroffen, die von überall angereist waren. Ich dachte nur: Wie viele Menschen habe ich da wohl mit reingezogen? Die Leute haben Geld meinetwegen ausgegeben und ihre Zeit geopfert. Ich war am Boden zerstört. Eine solche Scham habe ich noch nie zuvor empfunden.

Mein Team versicherte mir, dass sie auf jeden Fall an meiner Seite stehen. »Wir gehen hier zusammen durch.« Tatsächlich übte niemand Druck auf mich aus. Es sei allein meine Entscheidung, zu kämpfen oder nicht. Sie würden mich zu nichts drängen. Doch egal, wie ich es drehte und wendete, ich funktionierte nicht. Ich sah mich, wie ich im Käfig erstarre und einfach zusammengeschlagen werde. Unter Tränen sagte ich schließlich, dass ich nicht kämpfen kann. Der Moment, als ich Rasa, der sechs Tage die Woche mit mir trainiert hatte, der sogar teilweise sieben Tage in der Woche für mich da gewesen war, in die Augen blickte und sagte, dass ich nicht kämpfe, brach mir das Herz. Ich verdanke Rasa und Niels so unendlich viel. Zwar haben sie mir zu keiner Sekunde ein schlechtes Gefühl vermittelt, aber in meinen Augen habe ich sie verraten. Ich war wie gelähmt. Nachdem ich meine Entscheidung getroffen hatte, stand die nächste Frage im Raum: Wie sollten wir die Nachricht verkünden? Für mich war klar, so wie ich zu meinen Stärken stehe, stehe ich auch zu meinen Schwächen. Ich gehe da raus und werde den Leuten sagen, dass ich heute nicht kämpfen kann, weil ich Angst habe.

Im Käfig

Auf dem Weg in den Cage entdeckte ich meinen Gegner, der in der ersten Reihe saß und wusste, dass ich den Kampf nicht antreten würde. Bevor ich in den Käfig bin, ging ich noch schnell zu ihm, da es mir wichtig war, dass ich mich zuerst bei ihm entschuldige, bevor ich vor die Zuschauer in der Halle und im Livestream trete. Schließlich hatte auch er sechs harte Wochen investiert, um sich vorzubereiten. Er hatte zwar keine finanziellen Verluste, da er seine Gage trotzdem bekommen würde, aber ich hatte ihn um einen Kampf gebracht. Als ich mich bei ihm entschuldigt habe, meinte er nur zu mir: »Du bist eine Schande.« Ich wusste, der will mir nicht zuhören. Das war aber auch in Ordnung, denn ich konnte die Enttäuschung nachvollziehen. Ich wiederholte noch einmal meine aufrichtige Entschuldigung. Danach ging ich hoch in den Käfig und sagte, was ich zu sagen hatte:

»Ich habe heute hier nicht die Eier, in diesen Cage zu steigen.«

Mit diesen Worten begründete ich meine Absage. Ich hatte mit vielem gerechnet, aber nicht damit, dass die Leute klatschen und mich unterstützen würden. Die Veranstalter hatten mir zuvor noch gesagt, sie hätten es häufig erlebt, dass Kämpfer kurzfristig absagen, aber dass ich der Erste sei, der zugebe, dass er aus Angst nicht kämpfen wird. Nachdem ich das Interview im Käfig gegeben hatte, kamen sogar viele Leute zu mir, um Fotos zu machen. In dem Augenblick verstand ich die Welt nicht mehr. Ich hatte den Eindruck, dass die Leute aus einer vollkommen falschen Perspektive auf mich schauten. Meine Ehrlichkeit war für mich selbstverständlich und nichts, wofür ich gefeiert werden sollte oder wofür man mich auf ein Podest heben sollte.

In den nächsten Tagen rappelte es ständig auf meinem Telefon und in meinem Mail-Postfach. Ich erhielt Nachrichten von vielen Amateur- und Profi-Kämpfern, die schrieben, dass sie sich manchmal vor ihren Kämpfen über ein Zwicken im oder ein anderes Wehwehchen regelrecht gefreut hätten, um absagen zu können. Manche hätten die krassesten Storys gebracht, nur um eine Ausrede zu haben. Oft hieß es, dass sie niemals den Mut gehabt hätten, ihre Angst einzugestehen, und sie sich lieber hätten zusammenschlagen lassen. Später bekam ich dann auch mit, dass auf einigen Mental-Health-Seiten mein Verhalten gelobt wurde: Wichtig sei, zu sich und seinen Handlungen zu stehen, hieß es da.

Es gab aber auch genügend Leute, die mich als Feigling abstempelten – zum Glück, denn genauso fühlte ich mich in den Tagen nach dem Kampf. Ich konnte auch nicht nachvollziehen, dass mich Liz am Abend nach der Kampfabsage, als wir endlich allein im Hotelzimmer waren, trösten und in den Arm nehmen wollte. Ich verstand nicht einmal mehr, warum sie mit so einem Versager wie mir überhaupt noch zusammen sein wollte.

Noch mal: Es ist mir wichtig zu betonen, dass meine Ehrlichkeit im Ring für mich eine Selbstverständlichkeit, aber nichts ist, wofür ich mir selbst auf die Schulter klopfe. Und ich finde auch nicht, dass ich dafür Lob verdient habe. Damit ist die Sache für mich auch nicht aus der Welt, im Gegenteil. Das, was mir passiert ist, ist die größten Scheiße, die ich ever gebaut habe. Unmittelbar nach dem Kampf hatte ich das Gefühl, dass nichts von meinen bisherigen Leistungen noch etwas wert sei. All meine Werte und Prinzipien standen für mich plötzlich auf dem Prüfstand. Ich, Fabio Schäfer, der immer ein krasser Motherfucker sein wollte – der sich so oft Herausforderungen und Ängsten gestellt hat, der so oft seine Grenzen gepusht hat –, habe den Schwanz eingezogen, aber so was von! Das war der schlimmste Tiefpunkt in meinem Leben.

Die Frage nach dem Warum

Wie konnte es passieren, dass ich so viel Energie und Arbeit in meinen Traum stecke und ausgerechnet an dem Tag, an dem er in Erfüllung gehen sollte, verliere ich den Grund, warum ich den Kampf führen wollte. Ich wusste doch, worauf ich mich einlasse? Ich hatte mich doch nicht zu einem Schachspiel angemeldet. Mein Kumpel Fritz, der trotz seines engen Terminkalenders extra vor meinem Kampf und am Tag des Nicht-Kampfes vor Ort bei mir war, meinte nur zu mir: »Ey, Fabio, ich muss mich ja nicht bei einem MMA-Kampf anmelden, um rauszufinden, dass ich nicht die Eier dazu habe. Ich weiß das schon vorher. Obwohl ich die Sportart total geil finde und mir die Kämpfe super gerne angucke.« In dem Moment mussten wir beide kurz schmunzeln. Was habe ich da bloß getan? Vor allem tat mir weh, wie viele Menschen ich enttäuscht hatte, vor allem meine Trainer. Nach der zehnten oder zwanzigsten Entschuldigung drohten sie mir: »Wenn du dich noch einmal bei uns entschuldigst, dann kriegst du so eine Schelle, dass du nicht mehr aufstehst.«

Es tut einerseits gut zu sehen, dass sie mich nicht fallen ließen, andererseits ist meine Scham so groß, dass ich noch nicht mal mehr ein Shirt meines Gyms anziehe. Ich finde, ich bin nicht würdig, deren Logo zu tragen. Ich kann gerade auch nicht in die Filme von Kämpfern reinschauen, die mich sonst immer so inspiriert und getragen haben. Früher habe ich mich mit diesen Kämpfern identifizieren können, ich war wie sie. Und jetzt? Jetzt bin ich nur noch ein Lappen.

In den Tagen nach dem Kampf hatte ich eine Woche Familienzeit, die wie im Flug verging. Ich hatte mir das alles ganz anders vorgestellt. Ich dachte, ich würde mich über die Zeit mit Liz und meinen Kindern freuen können. Weil ich – egal, wie der Kampf ausgegangen wäre – stolz auf mich gewesen wäre. Weil ich ja alles gegeben hätte. Und wenn man alles gibt, dann ist es egal, ob man gewinnt oder verliert. Wichtig ist doch nur, loszulegen, anzugreifen und zu schauen, wie weit man kommt. Und nun? Statt voller Stolz zu sein, schämte ich mich und hatte Selbstzweifel. Ich kam aus dem Grübeln nicht heraus. Was war mir da eigentlich passiert? Und warum?

Die Antworten kamen mir ein paar Tage später. Mittlerweile waren Fritz und ich nach Grönland geflogen. Wieder durfte ich ein teils magisches, teils gefährliches Abenteuer erleben und zum Beispiel zum ersten Mal in meinem Leben Polarlichter sehen. Zu meiner Dankbarkeit mischte sich jedoch auch ein Unbehagen, weil ich nicht das Gefühl hatte, dass ein Versager wie ich auch noch belohnt werden sollte. Ich hatte mir das nicht verdient. Von der Reise nach Grönland blieb mir aber noch etwas anderes im Gedächtnis. Meine Träume.

Sie drehten sich komischerweise alle ums Sterben. In meinen Träumen wusste ich, dass ich nur noch drei Tage zu leben hätte. Ich hätte eigentlich schon längst sterben sollen, aber ich würde das Sterben noch hinauszögern, um mich von allen – von meinen Freunden und von meiner Familie – zu verabschieden. Es gab im Traum Situationen, dass ich einen guten Freund besuche, der mich herzlich empfängt und zu mir sagt: »Ey, Fabio, lass uns zusammen Rad fahren. Das wäre doch geil.« Das machen wir dann auch. Und während wir fahren, weiß ich: Das ist jetzt das letzte Mal, dass wir zusammen auf dem Bike unterwegs sind. Ich werde jetzt sterben.

Das Merkwürdige war, dass sich diese Träume nicht neu für mich anfühlten, sie waren mir vertraut. Ich hatte sie schon in den Wochen zuvor gehabt. Doch ich hatte sie, getrieben wie ich nun mal bin, einfach beiseitegewischt und nicht weiter darüber nachgedacht. Schon in meiner Zeit in Frankfurt hatte ich immer wieder von Abschieden geträumt. Ich hatte geträumt, dass Liz und ich uns trennen, dass ich mich von meinen Kindern und Freunden verabschiede. Ein Großteil meiner Träume drehte sich in dieser Zeit um das Thema Abschied und Trennung. Ich hatte erst gedacht, dass ich durch meine Trainingsisolation halt in eine Situation gekommen war, in der ich meine Familie und mein Umfeld einfach nur vermisste, aber vielleicht steckte ja doch mehr dahinter.

Als ich aus Grönland wieder zurück bei meiner Familie war, hörten die Träume schlagartig auf – zum Glück. Mir war dennoch klar, dass ich eine Menge Arbeit vor mir habe. In der folgenden Zeit würde ich mein Leben aufräumen und neu sortieren müssen.

Aufräumen nach dem großen Knall

Es gibt Tage im Leben, an denen man auf die Fresse bekommt. Danach muss man sich entscheiden: Bemitleidet man sich oder steht man auf und macht weiter? Ich bereue meine Entscheidung, am 18. Februar 2023 nicht in den Käfig gestiegen zu sein, jeden Tag. Zum ersten Mal war ich mit mir selbst nicht mehr im Reinen. Mir ging es schlecht, weil ich meine Werte und meine Freunde verraten hatte. Nachdem ich mich einige Tage ordentlich im Selbstmitleid gesuhlt hatte, beschloss ich, es mir in dem tiefen Loch, in dem ich gerade steckte, nicht bequem zu machen. Ich musste etwas tun. Ich musste wieder kämpfen. An anderer Stelle in diesem Buch habe ich ja behauptet, dass ich mir binnen zwei, drei Jahren alles wiederholen würde, sollte ich eines Tages alles in meinem Leben verlieren. Nun, als ich mich genauso fühlte und dachte, dass alles, was ich bisher gemacht hatte, wertlos geworden sei, durfte ich den Beweis antreten, ob ich es wirklich schaffte. Ich war wieder auf null. Aber da wollte ich nicht bleiben.

Ich habe genau sieben Tage nach meinem Nicht-Kampf und auch in den Wochen danach schon wieder bei kleineren Jiu-Jitsu-Turnieren, sogenannten Grappling-Kämpfen mitgemacht. Das Grappling mit zum Beispiel Hebe- und Aufgabegriffen ist Teil des Bodenkampfes beim MMA. Als ich mit Liz Wochen nach meinem Nicht-Kampftag bei einem MMA-Kampf in der Westfalenhalle saß, schoss mir der total unsinnige Gedanke durch den Kopf: Wie geil wäre es, wenn jetzt einer der Kämpfer ausfallen würde und ich könnte einfach einspringen, jetzt, wo ich noch trainiert und fit bin? Denn mir war auch klar: Ich will, ich muss wieder kämpfen. Ich will es noch einmal versuchen und diese Rechnung begleichen. Ich weiß aber auch, dass sich die Gelegenheit dazu so schnell nicht wieder bieten wird. So einen MMA-Kampf macht man nicht mal so nebenbei. Er braucht mindestens sechs Wochen intensive Vorbereitung, in der wenig Raum für andere Sachen und andere Menschen bleibt. Diese Zeit habe ich 2023 nicht mehr beziehungsweise will und kann sie mir nicht nehmen.

Ich habe für diesen MMA-Kampf in Bonn zuvor wirklich alles hintenan gestellt: meine Videos, meine Sponsoring-Verpflichtungen, meine Geschäfte und meine Familie und Freunde. Vor allem Letztere haben für meinen Traum einen hohen Preis bezahlt. Das wurde mir bewusst, als ich mit Liz nach meinem Grönland-Trip beim Frühstück zusammensaß. Zum ersten Mal seit Jahren hatten wir mal wieder zwei Stunden nur für uns, in denen wir einfach miteinander reden konnten. Der Morgen war für uns ein echter Wow-Moment, in dem uns bewusst geworden ist, was uns zuvor abhandengekommen war. Wir konnten zum ersten Mal seit Langem wieder einfach füreinander da sein. Klar haben wir auch zuvor Zeit miteinander verbracht, aber das war niemals wirklich ohne Ablenkung. Immer gab es Action oder es waren Dinge zu besprechen. Wer holt wann die Kinder ab? Wann bist du da? Wann musst du ins Training? Wann hat Liz mit der Eisdiele zu tun? Ende 2018 hatte ich die Idee und habe Liz davon überzeugen können. 2019 haben wir die Firma »Hirnfrost« gegründet. 2020 – pünktlich zum 1. Lockdown – hat Liz, die das Projekt komplett selbst managt, die Eisdiele eröffnet. Wir haben beide immer gearbeitet. War ich für meine Videos unterwegs, schuf Liz mir die dafür nötigen Freiräume. War ich zu Hause, was zum Glück oft der Fall war, schuf ich für die Projekte von

Liz die nötigen Freiräume, in dem ich mich um unsere Kinder kümmerte. Neben all der Arbeit war es uns ja auch wichtig, unseren Mädchen gute Eltern zu sein. Was dabei auf der Strecke geblieben ist, waren wir. Uns wurde an diesem Morgen bewusst, dass wir uns in den letzten Jahren ein bisschen auseinandergelebt hatten. Dieses Thema hatten wir schon vorher ab und an auf dem Tisch, aber nie gab es die Zeit, sich wirklich damit zu beschäftigen.

Die letzten zwei drei Jahre waren für uns beide einfach sehr intensiv. Nicht nur in Sachen Arbeit, sondern auch privat. Liz hatte zum Beispiel eine Therapie angefangen, um sich ihren Dämonen aus der Kindheit zu stellen. Diese Zeit kostete uns beide enorm viel Kraft. Ich bin superstolz auf Liz, dass sie es so durchgezogen hat, dass sie sich um sich und ihre Probleme gekümmert hat und daran enorm gewachsen ist. Zwischendurch hatte ich aber auch manchmal Angst, sie zu verlieren. Dieses Gefühl war stärker, als ich mir in den letzten Jahren eingestanden habe. Schließlich bin ich ja stark und beschütze meine Mitmenschen. Ich habe sehr hohe Ansprüche an mich: Ich will gleichzeitig ein guter Vater und Ehemann sein, immer Leistung bringen, auf dem Bike, beim Sport, bei meinen Videos. Ich will gute Sponsorendeals abschließen und gut für meine Familie sorgen. Dafür bin ich ständig von einem Highlight weiter zum nächsten gesprintet. Ich habe zwar alles geschafft, habe aber nie richtig abgeschaltet, sondern immer 110 Prozent gegeben – so habe ich gelebt. Aber all das war zu viel. Und all das ist nicht zuletzt nach der intensiven Vorbereitung an diesem Nicht-Kampftag zusammengekommen und hat mich gebrochen. Ich war an diesem Tag nicht mehr stark genug, um den Einflüsterungen meines Egos genügend Überzeugung und Kraft entgegenzusetzen. In den Jahren zuvor war der Druck scheinbar noch nicht groß genug für mich, um all die Gefühle, die sich in mir aufgestaut haben, herauszulassen. Auch wenn ich es auf der einen Seite jeden Tag bereue, nicht gekämpft zu haben, bin ich auf der anderen Seite dankbar für diesen großen Knall. Wer weiß, was sonst ein paar Monate nach dem Kampf passiert wäre, wenn ich einfach weitergemacht hätte? Der Zusammenbruch hätte noch viel größer sein können. Ich bin zudem dankbar, dass ich mit Niels und Rasa, aber auch mit Stephan Pütz durch das MMA-Abenteuer Menschen kennengelernt habe, die mir sehr wichtig geworden und ans Herz gewachsen sind. Ich weiß nun auch, dass ich mein Ego in Zukunft noch etwas anders anpacken muss, um mich nicht von ihm beherrschen zu lassen.

Nach dem Kampf hatte Liz zwei Dinge zu mir gesagt, die mich sehr beschäftigt haben. Sie hätte unser Haus und alles andere verwettet, dass ich den Kampf durchziehe, und hätte es niemals für möglich gehalten, dass ich einen Rückzieher mache. »Dir gelingt doch sonst auch immer alles im Leben.« Nachdem ich sie gefragt hatte, wie sie so einen Loser wie mich überhaupt mögen könne, sagte sie zweitens: »Vielleicht mag ich dich jetzt sogar noch ein wenig lieber, weil ich jetzt weiß, dass du wirklich menschlich bist.« Ich weiß, dass sie das positiv meint, aber ich habe vor allem an der zweiten Aussage zu knabbern. Ich möchte nicht, dass Liz oder andere Menschen meinen Lebensstil als Angriff auf ihre Lebensweise empfinden. Ich stelle mich dadurch, dass ich vieles anders und konsequenter mache, nicht über andere. Meine Selbstdisziplin, mein Wille und meine Motivation sollen den anderen ein Ansporn sein. Sie sollen zeigen, was möglich ist.

Liz und ich wissen beide ja, dass wir megaunterschiedlich sind. Sie hat einfach komplett andere Interessen, das war schon immer so. Ich habe es immer wieder bedauert, dass Liz bei den meisten Trips und Abenteuern nicht dabei ist. Ich erlebe dort so viele spektakuläre Momente, in denen ich sie eigentlich gern an meiner Seite hätte. Es wäre viel schöner, wenn sie sie miterleben könnte, als wenn ich hinterher immer nur davon erzähle. Sie und unsere Kids sind die wichtigsten Menschen in meinem Leben. Sonst hätte ich sie nicht geheiratet und wäre nicht seit 2008 mit ihr zusammen.

Ich finde nicht, dass man als Paar alles zusammen machen muss. Es ist sogar wichtig, dass jeder seine Identität behält und seine Freiräume hat. Aber wir haben in den letzten Jahren eben wenig gemeinsame Paarzeit gehabt, die über Fernsehen oder Restaurantbesuche hinausgegangen ist. Das ist ein bisschen das Schicksal vieler Eltern. Aber das wollen wir ändern und uns wieder mehr Freiräume für gemeinsame Quality Time schaffen.

Deswegen habe ich nach dem Kampf bis zum Jahresende 2023 sehr viele große Projekte abgesagt, außer meinen Trip mit OttoBulletproof. Da werden wir uns, vollkommen auf uns allein gestellt, 30 Tage durch die Wildnis

Kanadas schlagen. Zu meinen privaten Aufräumarbeiten gehörte auch eine andere wichtige Veränderung: Niels Schlaegel ist seit März 2023 mein Manager. Er wird mir in Zukunft den Rücken freihalten und die ganzen Deals machen, die ich sonst immer selbst ausgehandelt habe. In den Wochen, in denen ich im MMA-Spirit auf meinen Kampf hingearbeitet habe, hatte er einmal zu mir gesagt: »Du bist einer der Athleten, die man vor sich selbst beschützen muss.« Niels hatte gesehen, dass ich mich selbst mit einer Rippenverletzung ins Training schleppe, obwohl das natürlich totaler Bullshit ist. Er weiß, dass ich mich niemals schone oder dass ich, wenn ich nicht gebremst werde, schnell ins Übertraining komme. Früher hat er mich auch ab und an beiseitegenommen und gesagt: »Ey, Fabio, du trainierst heute nicht.« Er kümmert sich nun als mein Manager darum, dass ich mir in Zukunft nicht mehr zumute, als mir guttut.

Um wieder mehr Freiheit zu erlangen, habe ich mich auch von Bike-Sponsoren getrennt, die mich auf das Biken reduzieren wollten. Aber das bin ich nicht mehr, denn ich habe mich weiterentwickelt. Ich trenne mich deshalb von immer mehr Verpflichtungen, weil ich verstanden habe, dass das Business um meine Person zu groß geworden ist, um alles selbst zu machen oder mir von Liz helfen zu lassen. Sie ist ja eigentlich selbstständige Mediengestalterin und hat mich häufig mit T-Shirt-Designs oder Grafiken unterstützt. Das will ich nicht mehr. Lieber bezahle ich dafür jemand extern und verbringe die Zeit mit ihr, ohne dass wir über Geschäftliches reden müssen. Ich werde nicht mehr wie bisher mal eine, mal zwei Wochen weg sein, sondern nur Projekte annehmen, die wirklich in meinen Terminkalender passen und die nicht dazu führen, dass ich zu wenig Zeit für Liz und die Kinder habe. Und wir werden uns, die Reise stand zum Glück schon lange fest, die Zeit nehmen, vier Wochen lang eine Wohnmobil-Tour durch die USA zu machen. Wir werden versuchen zu leben und nicht immer nur zu hustlen.

Ich bin dankbar, dass uns beiden das in dem Moment so bewusst geworden ist. Vielleicht wäre uns diese Erkenntnis ohne diesen Ultraknall mit meiner Kampfabsage, ohne dieses tiefe Loch, in das ich gefallen bin, niemals gekommen. Ich wäre einfach wieder von Projekt zu Projekt gehetzt und Liz hätte ihre Eisdiele betrieben – business as usal eben. Dass wir uns dazu entschieden haben, uns wieder mehr Freiräume füreinander zu schaffen, trägt bereits erste Früchte. Für mich fühlen sich die letzten Wochen so an, als wären wir frisch zusammengekommen. Das wird nicht immer so bleiben, das ist mir klar, dafür ist der Alltag eine zu starke Kraft. Aber vielleicht haben wir ja in Zukunft ein paar mehr Ideen, wie wir aus diesem Alltag immer mal wieder gemeinsam ausbrechen können. Liz hat mir sogar angeboten, mehr Outdoor-Aktivitäten mitzumachen. Und ein paarmal haben wir das sogar bereits in die Tat umgesetzt.

Ich habe mich auch sehr darüber gefreut, als Liz mir in einem unserer Gespräche nach dem Nichtkampf-Tag sagte, dass sie sich nach 15 Jahren Beziehung unserer Liebe sicher sei und sie wisse, dass wir alles gemeinsam schaffen. Ich kann gar nicht in Worte fassen, wie dankbar ich für die gemeinsame Zeit mit Liz und für ihren Support seit Tag 1 unserer Beziehung bin. Sie hat nie versucht, mir etwas auszureden, und hat mich stets bei meinen Missionen unterstützt. Ich liebe diese Frau so sehr. Sie ist einfach ein wunderbarer Mensch. Wir haben in 15 Jahren so viel gemeinsam durchgemacht und auf die Beine gestellt. Selbst nach 15 Jahren ist es mit Liz nicht langweilig. Irgendetwas ist immer. Wir erleben immer etwas Neues. Das liegt auch daran, dass wir uns ständig duellieren und herausfordern. Keiner lässt sich vom anderen zu viel gefallen und jeder hat seinen eigenen Kopf. Dabei begegnen wir uns immer auf Augenhöhe und keiner ordnet sich permanent dem anderen unter. Das ist auch richtig und gut so. Das erwarten wir auch nicht voneinander. Und selbst wenn mal wieder ein flapsiger Spruch zwischen uns fällt – und das passiert nicht gerade selten –, sind wir uns unserer Liebe immer bewusst. In all den Jahren haben wir uns gemeinsam weiterentwickelt und sind gemeinsam erwachsen geworden. Wir arbeiten beide stets an uns, wenn der andere nicht happy mit etwas ist. Wir reflektieren uns, statt die beleidigte Leberwurst zu spielen. Selbstverständlich erleben wir als Paar nicht nur Höhen, sondern auch Tiefen. Aber beides gehört zum Leben dazu und wir versuchen uns beide stetig weiterzuentwickeln. Unsere Beziehung ist ein stetiger Prozess auf allen Ebenen. Das macht sie so spannend und gleichzeitig stabil – auch in schwierigen Momenten. Liz ist mein Partner in Crime und sie ist ein großer Ansporn für mich, weil ich ein guter Ehemann für sie sein möchte. Ich möchte ihr ein gutes und glückliches

Leben bieten und irgendwann mit ihr gemeinsam darauf zurückblicken, wenn wir beide alt sind.

Ich habe auch mit Niels vom MMA-Spirit über die Veränderungen nach dem Kampf gesprochen. Seiner Meinung nach ist Familie sowieso das Allerwichtigste. Er sagte auch zu mir, wenn der ganze Bullshit mit meiner Kampfabsage dazu geführt habe, dass wir als Familie wieder stärker zusammenwachsen, sei es das auf jeden Fall wert gewesen. Das sehe ich auch so. Natürlich ist Familie tausendmal wichtiger als irgendwie so ein Kampf. Aber auf der anderen Seite wissen ich und Liz auch, dass ich mit dieser Situation noch meinen Frieden schließen muss. Ich muss es halt noch mal machen.

Ich weiß, dass mir dabei meine Ungeduld wahrscheinlich im Weg stehen wird. Daran muss ich arbeiten. Ich muss endlich lernen, in der vorhandenen Zeit meine Prioritäten konsequenter zu setzen. Damit mir das gelingt, habe ich nicht nur viele große Projekte vorerst abgesagt, sondern auch mit meiner Band Bury The Liar aufgehört. Ja, das ist schade. Es schmerzt auch. Mit den Gitarristen Richard Froitzheim und Yannic Erbar habe ich seit über 16 Jahren gemeinsam Musik gemacht. Das ist wie eine Beziehung beenden. Aber meine Prioritäten sind andere, ich brauche meine Zeit für Wichtigeres. Meine Kinder sind jetzt noch in einem Alter, in dem sie sehr anhänglich sind, in dem sie Liz und mich brauchen. Wenn es bei ihnen so läuft wie bei mir, wenn sie – was ich sehr hoffe – auch so selbstständige Charaktere werden wie ich, geht diese Zeit in ein paar Jahren zu Ende. Dann werden sie höchstwahrscheinlich mehr und mehr ihr eigenes Ding machen, statt Zeit mit Papa zu verbringen. Doch die Zeit, die wir bis dahin gemeinsam verbracht haben werden, die wir zusammen gekuschelt haben, in der sie mit mir in ihren Offroad-Buggys durch den Garten oder den Wald gecruist sind, diese Zeit wird uns keiner mehr nehmen können.

Leben und Tod

Mir war schon immer bewusst, dass ich eines Tages sterben werde, dass unsere Lebensuhr tickt. Durch die Erlebnisse vor und nach dem Kampf wurde dieses Bewusstsein bei mir noch einmal gestärkt. Ich fühle mich fast, als hätte ich eine krasse Krankheit gehabt, die ich gerade noch so überlebt habe und es mir jetzt wieder gut geht. Ich schätze so viele Dinge in meinem Alltag noch mehr und nehme Momente sehr viel bewusster wahr. Mein Lebensgefühl befindet sich auf einem neuen Level. Es ist gut, mein Leben aufzuräumen, denn das hat ja immer auch etwas Befreiendes und es schafft Platz für Neues. Liz und ich fangen jetzt auch wieder an, neue Pläne zu schmieden. Wir überlegen zum Beispiel, ob wir nicht eine Zeit lang in den USA oder in Kanada leben wollen. Darüber sprechen wir eh schon seit Jahren. Bevor unsere Kids in die Schule kommen, wird es Zeit, dieses Hirngespinst mal zu testen, ich will mich schließlich noch immer stetig weiterentwickeln. Ich will noch immer neue Erfahrungen sammeln und Herausforderungen meistern, am besten mit meinen Liebsten.

Müsste ich heute sagen, was eines Tages mal auf meinem Grabstein stehen soll, dann wären das drei Dinge:

1. Fabio war immer ehrlich zu den Leuten, die es verdient haben.
2. Fabio war dankbar dass er motivieren und inspirieren konnte.
3. Fabio war glücklich.

Ich hatte noch nie Angst vor dem Älterwerden. Das Alter ist für mich eigentlich überhaupt nicht relevant. Ich meine, ich achte sehr auf meine Ernährung und darauf, dass ich fit bin. Klar kann auch ich trotzdem krank werden, aber sollte es so sein, weiß ich wenigstens, dass ich alles getan habe, um es zu verhindern. Ich liebe das Leben viel zu sehr, um das Training oder eine gesunde Ernährungsweise schleifen zu lassen. Auch in Zukunft sehe ich mich als einen Menschen, der unabhängig von seinem Alter immer noch aktiv ist. Ich will immer eine gewisse Grundfitness behalten und niemals eine Wampe haben.

Ich hoffe auch, dass ich mir meine Neugier bewahren kann. Dass ich immer noch spannende Sachen mache und nicht nur in meinen Erinnerungen lebe. Gleichzeitig bin ich dankbar für meine Erinnerungen, die ich sammeln durfte. Ich merke schon jetzt manchmal, wie gut es sich anfühlt, über bewegende Momente nachzudenken und noch mal die Situation nachzuempfinden, ohne dass sofort der Impuls kommt: Ich muss das noch mal erleben. Diese Erinnerungen geben mir ein Gefühl der Zufriedenheit. Sie zeigen mir, dass ich auf einem für mich richtigen Weg bin. Dass sich die ganzen Strapazen und der Mut, ins Unbekannte zu springen, gelohnt haben und dass sie es eben doch wert waren.

Natürlich habe ich Angst davor, geliebte Menschen zu verlieren, während ich älter werde. Aber auch damit muss man irgendwie lernen umzugehen. Die Vorstellung, dass ich alt werde und Liz wäre nicht mehr da, ist ein Horror für mich. Mir dreht sich der Magen bei dem Gedanken um, durch unser Haus zu streifen, in dem unsere Kinder aufgewachsen sind, und zu wissen, dass sie nie mehr durch diese Räume gehen wird. Aber gleichzeitig gibt mir dieser Gedanken auch eine Kraft für das Hier und Jetzt, um an unserer Beziehung, an unserem gemeinsamen Leben zu arbeiten und die gemeinsamen Momente wertzuschätzen.

Ich denke, dass das Leben dann vorbei ist, wenn du keine Fragen mehr hast und keinen Hunger mehr spürst. Wenn du satt bist. Doch die Fragen und der Hunger allein sind noch nicht das Leben. Es beginnt immer erst dann, wenn du dich auf den Weg machst, um nach Antworten und nach Nahrung für deinen Körper und deinen Geist zu suchen.

Eigentlich sollte in diesem Buch das Kapitel »Angst II« niemals erscheinen. Ich hatte wirklich gedacht, dass ich auf die meisten Fragen, die ich mir in meinem Leben gestellt habe, schon in der Vergangenheit die richtigen Antworten gefunden habe. Und nun? Es hat sich gezeigt, dass selbst maximale Erschütterungen einen Sinn haben. Sie helfen einem dabei, sich neu zu justieren, zu lernen. Wer sich weiterentwickeln will, muss das Leben als einen Prozess ansehen, der immer wieder neue Fragen hervorbringt. Wann werde ich noch mal in den Käfig steigen? Für welches neue Ziel bin ich bereit, wieder über meine

Grenzen zu gehen? Welche neuen Herausforderungen motivieren mich?

Ich fühle mich mittlerweile stärker als zuvor, ich will mich wieder beweisen und habe mich daher längst auf den Weg gemacht, um Antworten auf all diese Fragen zu finden. Dabei helfen mir meine wichtigsten Konstanten: die Zeit mit meiner Familie und meinen Freunden, das Training, die Ernährung, die Arbeit an meiner Fitness und meiner Gesundheit, die meinem Kopf und meinem Körper Struktur gibt. Ich spüre, dass ich noch immer hungrig bin.

Und du? Bis du es auch?

Ich weiß nicht, ob es dir schon aufgefallen ist: Aber in diesem Buch ging es eigentlich nie um mich. Es ging die ganze Zeit um dich und *dein* Leben. Was ist eigentlich dein Warum – deine Hauptmotivation? Was macht dir Angst? Wofür stehst du jeden Morgen auf? Was gibt dir Kraft? Wofür brennst du? Was liebst du? Wofür übernimmst du Verantwortung? Was gibt dir Sicherheit? Wofür kämpfst du? Solltest du die Antworten auf all diese Fragen noch nicht kennen, ist es höchste Zeit, sich auf den Weg zu machen. Bist du hyped? Hast du Bock? Dann greif endlich an!

Danksagung

Danke an jede und jeden, die und der sich die Zeit genommen hat, dieses Buch zu lesen.

Danke an all meine loyalen Wegbegleiter und Freunde. Besonderer Dank geht an Niels, Rasa, Jannik, Stephan, Stutzi, Fritz, Otto, Ricardo, Nico und Guido. Schön, dass sich unsere Wege gekreuzt haben!

Danke an meine Mama, dass du mir so viel Liebe als Kind gegeben hast, während du durch die Hölle gegangen bist.

Danke an Liz und meine Mini-Mes, dass es euch gibt. Ich liebe euch und werde immer alles geben, euch zu beschützen!